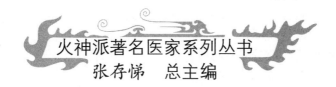

火神派著名医家系列丛书

张存悌　总主编

清补扶阳名医——吴天士

张存悌　王天罡　主编

全国百佳图书出版单位

中国中医药出版社

·北　京·

图书在版编目（CIP）数据

清初扶阳名医：吴天士 / 张存悌，王天罡主编 . —北京：
中国中医药出版社，2021.6
（火神派著名医家系列丛书）
ISBN 978-7-5132-6958-2

Ⅰ . ①清… Ⅱ . ①张… ②王… Ⅲ . ①中医流派—学
术思想—中国—现代 Ⅳ . ① R-092

中国版本图书馆 CIP 数据核字 (2021) 第 080238 号

中国中医药出版社出版
北京经济技术开发区科创十三街 31 号院二区 8 号楼
邮政编码　100176
传真　010-64405721
三河市同力彩印有限公司印刷
各地新华书店经销

开本 880×1230　1/32　印张 5.5　字数 123 千字
2021 年 6 月第 1 版　2021 年 6 月第 1 次印刷
书号　ISBN 978 - 7 - 5132 - 6958 - 2

定价　29.00 元
网址　www.cptcm.com

服 务 热 线　010-64405720
购 书 热 线　010-89535836
维 权 打 假　010-64405753

微信服务号　zgzyycbs
微商城网址　https://kdt.im/LIdUGr
官 方 微 博　http://e.weibo.com/cptcm
天猫旗舰店网址　https://zgzyycbs.tmall.com

如有印装质量问题请与本社出版部联系（010-64405510）

《清初扶阳名医——吴天士》
编委会

主　编　张存悌　王天罡

副主编　刘　健　任素玉　于桂艳　傅　勇

编　委（按姓氏笔画排序）

马海刚	王小刚	王长杰	王红玉	王克时	韦　蓉
牛晓欢	叶　锋	史瑞锋	吕艳芳	任玉金	伊艳清
刘　水	刘印卿	刘昱辰	汤春琼	安世鹏	孙　强
孙建龙	李　昊	李亚男	李任锋	李昱颖	李哲敏
李肇东	杨　洪	杨文飞	杨春红	吴红丽	吴松衍
何文婷	邹忠良	宋怀宇	张　晶	张同强	张泽梁
陈乙彬	陈义杰	陈玉强	陈武兰	岳国元	金玉年
金圣杰	金恒伊	周　颖	郑　磊	房中成	房高鸽
柳　盛	赵建枫	钟跃学	聂晨旭	贾建华	徐祖固
黄建华	黄绍均	董东锁	蒋博文	程　伟	雷　应
魏永哲					

出版者言

中医药历史悠久，博大精深，源远流长。学派纷呈，流派林立，名医辈出，是中医发展史上鲜明的文化现象。历代不同学术流派既相互争鸣，针锋相对，又互相渗透，取长补短，从而促进了对中医药理论认识的深化，丰富了中医药内涵，补充和完善了中医药理论体系，提高了中医药的学术水平。可以说，中医学术的发展一直就与不同学术流派、不同学术观点的争鸣紧密相连。

我们策划出版这套《火神派著名医家系列丛书》就是想从医家这个视角，来深入探讨火神派的学术观点和主张，挖掘整理火神派医家丰富各异的学术思想和特色鲜明的临证经验，展示他们别样的医学人生和独特价值，进而推动中医药学术的传承与发展，促进当代中医临床水平的提高。

不用讳言，对于"火神派"，业界尚存争议，作者的观点、主张也不一定完全正确，这都是很正常的，体现了学术的开放、自由。我们期望这套丛书的出版能够进一步引发对火神派乃至中医学术流派的探讨和研究，我们也将一如既往地积极为这样的学术探讨、争鸣提供广阔的平台。相信只要是出于发展中医药事业，出于推动中医药学术发展，出于促进中医临床诊疗水平提高，无论观点如何，主张怎样，都会得到尊重。

还需特别说明的是，丛书中的医案、处方，尤其是药物用量都是医家在当时特定条件下的个人临床经验，如有的医案处方中附子、乌头、细辛等有毒中药的用量很大，读者研读时应特别注意，慎重对待，切不可盲目生搬硬套；非专业读者，必须在相关临床医生指导下应用，以免发生意外。

中国中医药出版社

2016 年 5 月

总　序

《火神派著名医家系列丛书》的出版是有关火神派研究的一件大事，也是中医学术流派探讨的一件盛事，作为丛书主编，借此机会谈几点看法，并就教于广大同道。

一、火神派的主流应该肯定

近年来，火神派异军突起，以其独特风格和卓著疗效引起广泛注意，在医坛上产生了非同寻常的反响，虽然不无异议，但其主流的发展是卓有成效、有目共睹的。这主要表现在：

1. 有关火神派的几十部专著相继出版，其中如《郑钦安医书阐释》《扶阳讲记》《李可老中医急危重症疑难病经验专辑》《中医火神派探讨》等书一再加印，堪称畅销书；特别是郑钦安的著作《医理真传》《医法圆通》及其著作的合集竟有多种版本先后上市，虽然不无跟风之嫌，但毕竟也从一个侧面反映了人们的需求。

2. 从2008年起，全国连续召开了七届"扶阳论坛"会议，媒体报道场面热烈，颇有"爆棚"之势。2012年11月在成都召开的第五届"扶阳论坛"会议上，卫生部副部长、国家中医药管理局局长王国强专程到会，并致辞祝贺；广东、广西、云南等地区还多次召开了有关火神派及吴佩衡、李可等人的专题研讨会；《中国中医药报》和《中医杂志》时有相关文章和报道发表。

3. 发掘了一批近代火神派名家如吴佩衡、祝味菊、范中林、刘民叔、戴丽三等人的学术经验，他们早年的医案集相隔多年后又重新再版；郑钦安以前的扶阳医家亦有新的发掘，几种著作新近上市，如《扁鹊心书》《素圃医案》《吴天士医话医案集》等；涌现了一批当代火神派名家如卢崇汉、李可等人，病人门庭若市，甚至其弟子亦患者盈门；在民间则有相当数量的医家以"火神派"著称，在患者中有一定影响。

4. 全国扶阳论坛 2011 年建立了"中国扶阳网"，为火神派的学术交流提供了新的平台，民间的扶阳网站则场面兴旺。有意思的是，相当一批中医爱好者接受、推崇火神派，满世界宣扬扶阳观点，有些人甚至成为"火神派票友"，在一定程度上形成了一股"火神派热"，这种局面应该说是多年来少见的。

尽管有人对火神派持有异议，挑出一些毛病，但上面所举应该是火神派发展的主流，这一点应该首先肯定。即或有些不足，某些医家言论不当，亦属枝节问题，不影响大局。

二、火神派的主要学术思想

火神派是一个独立的医学流派，其学术思想是独特的、系统的。作者归纳了火神派的主要学术思想：

1. 阴阳为纲，判分万病

这是其最基本的学术观点。郑钦安"认证只分阴阳""功夫全在阴阳上打算"的阴阳辨诀，具有十分重要的临床意义。

2. 重视阳气，擅用附子

重视阳气，强调扶阳是火神派的理论核心；擅用附子，对辛热药物的应用独树一帜。所谓擅用附子，表现为广用、重用、早用、专用附子等方面，其中以广用附子为必要条件，其余三者为或然条件。

3. 详辨阴证，尤精阴火

对阴证的认识十分全面，对阴火的辨识尤其深刻，独具只眼，此为其学术思想最精华的部分。唐步祺先生称："郑氏所特别指出而为一般医家所忽略的，是阴气盛而真阳上浮之病。"此即指阴火而言。

4. 阴盛阳衰，阳常不足

阴盛阳衰是对群体发病趋势的认识，即阴证多发，阳证少见；阳常不足，阴常有余是对个体阴阳变化的概括。二者结合，可以说是火神派对人群发病的病势观。这是决定其强调扶阳、擅用附子的前提条件。

以上这些观点前后呼应，一以贯之，形成一个独立的思想体系，作者称之为"四大纲领"。其中，最核心的一点是重视阳气，擅用附子。由此可以为火神派正名：所谓火神派，是以郑钦安为开山宗师，理论上推崇阳气，临床上擅用姜附等辛热药物的一个独特的医学流派。其中，尤以擅用附子为突出特点，乃至诸多医家被冠以"某附子"之类的雅号。广义上说，一个医家如果重视阳气，擅用附子，就可以称之为"火神派"。

火神派根源于伤寒派，所以选方用药具有明显的经方法度，风格十分鲜明独特。除擅用附子外，选方以经方为主，加减不过三五味，精纯不杂，法度谨严，绝不随意堆砌药物。具有这种风格者，作者称之为"经典火神派"，即较为忠实地继承了郑钦安的用药风格者。按此标准，吴佩衡、戴丽三、黎庇留、范中林、唐步祺、曾辅民、周连三等人可谓经典火神派的代表。

作者认为，经典火神派是一种较为纯正的境界，一般人需要修炼方能达到。

区分"经典火神派"和"广义火神派"，纯粹出于研究的需要。实际上，广义火神派的众多医家以丰富各异的独特风格拓展了火神派的学术内涵，比如祝味菊先生的温潜法中用附子配以龙齿、磁石、酸枣仁、茯神，李可先生"破格救心汤"中四逆汤与人参、山茱萸的合用，补晓岚先生的"补一大汤药"熔温辛于一炉，有病治病、无病强身的思路等，都有着广泛影响，丰富发展了火神派的学术内容。派内有派，在所有医派内部包括伤寒派、温病派等都是存在的。本丛书的宗旨就是要发掘包括"广义火神派"在内的各位名家的独特经验。

三、火神派是经世致用的

火神派不仅有独特的学术思想，更重要的是——它是经世致用的，即有利于当世中医，致力于提高疗效，说通俗些，火神派治病是管用的。这个学派之所以受到如此广泛的关注，疗效才是它的生命力。

1. 有大量的临床验案为证

无论是近代的《吴佩衡医案》《范中林六经辨证医案选》《祝味菊医案经验集》及《鲁楼医案》《卢氏临证实验录》等，还是当代的《李可老中医急危重症疑难病经验专辑》、唐步祺的《咳嗽之辨证论治》等个人医案专辑，以及近年出版的《中医火神派医案全解》《火神派当代医家验案集》等十几种名家选集，都收录了众多火神派医家的治验病例，既有常见病，更有疑难重症，其用药风格之鲜明、辨证思路之独到、病例之多、疗效之高，都足以令人称奇赞叹，这才是弘扬火神派的最根本的基础。

2.有一批医家转变医风，欣然变法，成为火神派门人

认识并接受一个学派是需要亲身实践的。很多医家在学习和实践以后，认识到火神派的奥妙，接受其学术思想，一改多年医风，弃旧图新，转入火神派殿堂，一如当年沪上名医徐小圃、陈苏生投入祝味菊门下，成为火神派一员。这从侧面反映了火神派的效用和影响。下面引录几位医家的感言，可见其变法的心路历程：

陕西省扶风县中医虁（音審）新德："走上中医之路40年，虽遵'勤求古训，博采众方'之旨，但大多在云里雾里摸索，常感到胸中了了，指下难明，辨证论治漫无边际。后接触到中医火神派医著，看到火神派起死回生的医术，为他们大剂量应用附子而惊心动魄，为其神奇疗效而拍案叫绝，赞叹不已。后在临床中运用扶阳理论治疗疑难病取得了意想不到的效果，对火神派产生了浓厚的兴趣，从此医风为之一变，对时下西医无法治愈的一些疑难症的治疗后，神奇疗效不断出现。"（《著名中医学家吴佩衡学术思想研讨暨纪念吴佩衡诞辰120周年论文集》，下同）

内蒙古巴彦淖尔市中医郭文荣："余上世纪60年代步入中医之门，从师攻读经方……纯中医四十载，临床每遇疑难病症，自认为辨证无误，选方用药正确，经方、时方、名老中医经验等方法用尽，效果不佳，非常困惑。自近三年学习了唐氏的《郑钦安医书阐释》、卢氏的《扶阳讲记》及《吴佩衡医案》、张氏的《中医火神派探讨》等火神派著作，犹如发现了新大陆，相见恨晚，临床疗效大大提高。由此认为，扶阳理论是中医今

后发展的方向，是中医的捷径。"

福建省南平市中医余天泰："自从学习火神派以来，特别是接受祝（味菊）师观点（指'阳常不足，阴常有余'论）后，一改30余年遣方用药之风格，临证治病注重温阳扶阳，疗效大有提高，从而也更加增添了我对中医药的信心。"（《第二届扶阳论坛论文集》）

河南滑县老中医陈守义自谓："学了火神派以后，感觉以前60年白学了。"

河南驻马店市中医傅文录说："学了火神派后，的确有大彻大悟之感觉。深深感悟到，临床工作二十余年，苦苦地执著追求，却百思不得其解。一入火神派门槛儿，可谓别有一番洞天，不仅有拨云见日、茅塞顿开之感，同时还有一种在一瞬间抓住了中医之根蒂与精髓之感，也充分认识到中医博大精深后面那真正的内涵与神灵。"

看得出，他们都是从医几十年、有一定声望的老中医，晚年变法，转变医风，说明火神派确实经世致用，引人入胜，一如当年齐白石58岁时毅然"衰年变法"，成就一番功业。如果征集这方面的事例，相信会有更多的医家畅谈变法感悟。

作为火神派的传播者，作者还有幸接触过不少中医"粉丝""票友"，慕名找到作者，述称接受扶阳理念后，求医转用火神派方药，疗效明显提高，许多久治不愈的痼疾竟然迎刃而解；有些"票友"还能仿照火神派方略给人治病，疗效居然不俗。如果征集这方面的事例，同样能有许多故事。

四、阳虚法钦安，何偏之有

火神派的兴起乃至成为热点无疑是好事，由此引起有关学派及学术的争鸣，也是正常的。中医学历史证明，不同学派通过交流、争论，相互促进，共同提高，才是推动中医发展的动力。因此，鼓励、支持包括火神派在内的学派研究，是中医继承、提高与创新的应有之义。

有关火神派争议最集中的一点就是火神派是否有偏？许多人称其重阳有偏，用附子有偏……总而言之，一个"偏"字了得！火神派是否火走一经，剑走偏锋？这个问题应该辩证地看，所谓偏是偏其所长，偏得其所，有其长即有其偏，无所偏则无其长。

1.各家学说"无不有偏"

历史上各家流派都有自己的研究重心和方向，议论必然有所侧重，强调一说，突出一义。金元四大家分别以突出寒凉、攻下、补土、养阴而见长，旗帜鲜明地提出各自独立的学说，构成了中医丰富多彩的各家学说框架。由于强调一说，突出一义，议论与着眼点自然有所偏重，这是很正常的。刘完素主张"六气皆从火化"、张子和"汗吐下三法该尽治病"、李东垣把"大疫完全归咎于内伤"、朱丹溪的"滋阴降火论"可谓皆有其偏，不了解这一点，就是对各家学说缺乏起码的认识。

火神派强调阳主阴从，与阴阳并重的理论确有不同；强调肾元的作用，与东垣重视脾胃也不相同，唯其如此，才显出其观点的独特性和侧重点。从这个意义上说，各家皆有所偏，所谓有其长即有其偏，无所长则无其偏，这是各家学说的基本特点，不承认这一点，各家流派恐怕就无以存在了。清·李冠仙说得好："殊不知自昔医书，惟汉仲景《伤寒论》审证施治，无偏无倚，为医之圣。后世自晋叔和以下，无不有偏。迨至金元间，刘、张、朱、李，称为四大家，医道愈彰，而其偏愈甚。河间主用凉，丹溪主养阴，东垣主温补……前明王、薛、张、冯，亦称为四大家，大率师东垣之论，偏于温补，而张景岳则尤其偏焉者也。其实《新方八阵》何尝尽用温补，而其立说则必以温补为归。后人不辨，未免为其所误耳……不善学者，师仲景而过，则偏于峻重；师守真而过，则偏于苦寒；师东垣而过，则偏于升补；师丹溪而过，则偏于清降。"（《知医必辨·序》）

虽说"医道愈彰，而其偏愈甚"之语说得有点过头，但终归指明了各家学说"无不有偏"的事实。

2. 补前人未备而成一家言

从另一方面讲，这种所谓偏确实又持之有据，言之有理，并未超出经典理论的范畴，绝未离经叛道，否则它不可能流传下来，因为它经不起历史和实践的考验，从这一点上也可以说并不偏。明·李中梓说："（金元）四家在当时，于病苦莫不应手取效，考其方法若有不一者，所谓补前人之未备，以成一家言，不相撷拾，却相发明，岂有偏见之弊？""子和一生岂无补剂成功？立斋一生宁无攻剂获效？但著书立言则不及之耳。"孙一奎则说："仲景不徒以伤寒擅长，守真不独以治火要誉，戴人不当以攻击蒙讥，东垣不专以内伤树帜，阳有余、阴不足之谈不可以疵丹溪。"（《医旨绪余》）《四库全书提要》对这几句话大加赞赏，称为"千古持平之论"，难道今人还不及古人公允？

火神派强调扶阳的主张不过是对《内经》"阳气者，若天与日，失其所则折寿而不彰"观点的发挥而已；强调肾阳的功用，与古人"肾为先天之本""补脾不若补肾"的理论也有相近之处，并未离经叛道，何偏之有？成都中医药大学的汪剑教授称：

8

"仔细研究火神派医家的著作，便能发现火神派作为中医学术体系范围内的一种学术流派，其理法方药始终遵循辨证论治的规范。"此论公允。

坦率地说，不排除有人"各承家技，始终顺旧"，见到稍有创新之见，轻则认为偏差，重则斥为离经叛道，其实是保守思想在作怪，或者对各家学说缺乏常识。历史上，各家学说均曾遭受非议和攻击，可以说无一例外，有的还很激烈，看一看温补派与寒凉派、滋阴派的争论就可以知道。然而，这些流派今天仍被接受并予发扬，历史证明了它们的价值和地位。这里，关键是对各家学说应持历史态度和客观分析，要"因古人之法而审其用法之时，斯得古人立法之心"，否则"窥其一斑而议其偏长"（明·孙一奎语），那才真正出了偏差。

3. 阳虚辨治，独擅其长

关键是要认识到各家流派各有所长，各具特色，"人讥其偏，我服其专"。不要求全责备，以偏概全，学者要善于取精用宏，博采众长，"因古人之法而审其用法之时"，何偏之有？我们常说，"外感法仲景，内伤法东垣，热病用河间，杂病用丹溪"（《明医杂著》），诸家各有其长，各司其属，为诸多医家所遵奉，没有人嫌其偏，"果医者细心参酌，遇热症则用河间，遇阴亏则用丹溪，遇脾虚则用东垣，遇虚寒则用景岳，何书不可读？何至咎景岳之误人哉！"（《知医必辨》）

今作者聊为续一句"阳虚法钦安"——遇阳虚之证则参用郑钦安之法。其他中医学派都可以信奉，怎么轮到火神派就出偏差了？恐怕还是见识不够。须知郑钦安"于阳虚辨治所积累之独到经验，实发前人之所未发……千古一人而已！"（唐步祺

9

语）大要在善用之而已，何至咎钦安之误人哉！

清·齐有堂说："六经原有法程，病在阳明，所怕是火，火邪实盛，足以竭阴，法当急驱其阳，以救其阴；病在少阴，所喜是热，热尚未去，阳即可回，法当急驱其阴，以救其阳。不明其理，肆谓某某喜用温补，某某喜用寒凉，安知仲景之法条分缕析，分经辨证，确有所据，温凉补泻，毫不容混，乌容尔之喜好也耶？徒形所议之疵谬耳。"（《齐氏医案》）意思是说病在阳明，当救其阴；病在少阴，当救其阳，"分经辨证，确有所据"。那些"不明其理"者，却反说人家是率性而为，肆意称其"喜用温补""喜用寒凉"等，实在没有道理，"徒形所议之疵谬耳"——徒然显示这种议论之谬误耳。

当然有所偏不等于走极端，火神派主张阳主阴从不等于有阳无阴；重视阳虚不等于否认阴虚；主张扶阳并不废止滋阴；广用附子不等于滥用附子，等等，其实这些属于常识范围，一个成熟的医家怎么能犯这种低级错误？

不管怎么说，火神派的兴起乃至成为"热点"都是好事，如果由此引起有关学派乃至整个中医学术的争鸣，都将促进中医的繁荣和发展。

五、火神派是第八个医学流派

火神派完全符合构建一个医学流派的主要条件，即：有一个颇具影响的"首领"郑钦安；有两部传世之作《医理真传》和《医法圆通》；有以吴佩衡、唐步祺、卢崇汉等为代表的众多传人延续至今，民间拥戴者尤多。它有完整的理论体系，创制了代表本派学术特点的几首名方如潜阳丹、补坎益离丹等，而其用药特色之鲜明更是超乎寻常，其临床大量成功的案例都表明这是一个特色突出而经世致用的医学流派，与其他医派相比可以说毫不逊色。我们认为它是继伤寒、金元四大家、温补、温病派之后的第八个医学流派。作为建议，它有理由补充到高校《中医各家学说》的教材中去。相信火神派的学术价值，必将越来越得以彰显，薪火相传。火神派热也好，"冷思考"也好，都不会以任何个人意志为转移，它将按照中医发展的规律展示自己的前程。

六、关于丛书编写的设想

本丛书旨在进一步发掘、整理火神派的学术思想和丰富的临证经验，形式上以医家为单元，从广度和深度来揭示入选名家的丰富各异的学术特点，进一步弘扬其学术精粹，促进当代中医临床水平的提高，同时也为各家学说和基础理论研究进行新的拓展。

我们拟分批推出这套丛书，第一批暂且选定郑钦安、吴佩衡、祝味菊、刘民叔、范中林、戴丽三、唐步祺、周连三、李统华、曾辅民、李可等医家作为选题目标，他们的火神派医家身份应该没有问题。

关于各书作者，像吴佩衡、戴丽三等都有后人或传人，由他们来编写，应该是理想人选。其他则遴选对某医家有兴趣、有研究者执笔，当然，他们应该是火神派传人，至少应该对火神派有着相当扎实的理论基础。

每位医家基本内容包括：医家生平事略、师承、门人及人文掌故等，重点是其学术思想，尤其是有关火神派的内容，包括理论建树、临床经验、医案荟萃等，当然也包括非火神派方面的内容，以展示其学术全貌。中心是全面而深入地发掘各个医家的独特学术风貌。

　　总之，鼓励和支持包括火神派在内的学派研究，是中医继承、提高与创新的应有之义。我们应该乘势努力，通过火神派研究，推动整个中医学的发展。《火神派著名医家系列丛书》的编辑出版，在各家学说的研究中尚属首创，这是一次尝试，缺点在所难免，还望高明赐教。

张存悌

2016 年 5 月

编写说明

  吴天士（约 1620—1700），名楚，字天士，号畹庵，安徽歙县澄塘人。为名医吴正伦之玄孙，吴崑之侄孙。吴正伦系明末名医，曾在京城治愈不少王公重病，包括襁褓中的神宗和穆宗贵妃；吴崑则以《医方考》等书著称。由此可知吴天士为名医之后，并与吴正伦、吴崑并称为澄塘"吴氏三杰"。

  吴天士撰写医学专著三种:《医验录》初集和二集。2001 年中国中医药出版社出版《吴氏医验录全集》即据该二书校点而成。遗憾的是，吴氏辑案"因非有意立案，故不仿前贤医案程式分别门类，但照日记中年月为次第"。即以治验先后为序，各类病症混杂一起，说白了就是一本流水账，未免显得斑驳，如同一块璞玉未经雕琢。由是本书作者以病症为纲，合并同类医案，加以阿拉伯数字序号，将《医验录》初集、二集医案混合重新编排次序，校订编辑为《吴天士医话医案集》，2012 年由辽宁科学技术出版社出版。

  吴氏另有《宝命真诠》一书，亦由中国中医药出版社于 2015 年校点出版，由此吴天士全部著作得以重新面世，为本书研究提供了资料基础。

  吴天士为清初著名的扶阳派医家，这一点尚不为医林所广泛关注，本书以"系统归纳，突出特色，注重实用"为原则，重点揭示了吴天士的学术特色、理论建树、证治经验和医道卓识等，突出其扶阳方面的独特风格，擅用附子，精通伤寒的临床经验。吴氏先儒后医，以儒治医，善于思辨，独创许多新见，其所发关于医家操守、医道等方面的议论充满真知灼见，亦是其学术精华之体现。

本书引用案例，均出自于《吴天士医话医案集》一书，案后用括号标注在该书中的位置，不另加注。

编者

2021 年 4 月

目　录

第一章　生平事略及学术著作

第一节　生平事略

清代名医叶天士（1667—1746），祖籍安徽歙县，后迁至苏州行医。在他之前的顺治、康熙时期，歙县澄塘镇还出了一位名医——吴天士。叶天士为温病派宗师，吴天士则为著名的扶阳派医家，与其高祖吴正伦、叔祖吴崑并称为澄塘"吴氏三杰"。

吴天士（约1620—1700），名楚，字天士，号畹庵，安徽歙县澄塘人。名医吴正伦之玄孙，吴崑之侄孙。吴正伦系明代名医，曾在京城治愈不少王公重病，包括襁褓中的神宗和穆宗贵妃。吴崑则以《医方考》等书著称。由此可见，吴天士堪称家学渊源，名医之后。受封建科考影响，吴天士潜心攻修举子业，视医为小道而不屑一顾。直到50余岁时，康熙十年（1671）之夏，祖母的一场大病改变了他。74岁的祖母病伤食，"七日未进粒米，饮汤到口，反加呕吐……举家惶惧无措"。当此之际，吴楚"乃竭一昼夜之力，将先高祖（吴正伦）所著诸书翻阅一过，微会以意，自投一匕，沉疴立起。始叹医之为道系人死生，岂可目为小道而忽之乎？"此即吴天士《医验录》初集中第一案:"不肖之究心医理,盖自此始。""由是正业之暇,即捧读先高祖所著《活人心鉴》《脉症治方》《虚车录》,及一切家藏未梓行世等书。乃知医之为道,通天地,明阴阳,变化无穷,神妙莫测。"(《医验录·自序》)

康熙二十年(1681)吴天士再次落第,懊愧无颜面对妻儿,退隐于山村发奋苦读。友人善言劝导,鼓励其穷则思变,在亲友的支持与激励下,吴氏于康熙二十年开始专事医业:"出所学以治人病,病者立愈。未几,于乡、于邑、于郡、于郡邑以外之遥远者,无不以病求治先生,先生不惮烦劳,悉治之,效俱奏。"很快名扬乡里,成为远近闻名的儒医,与高祖吴正伦、叔祖吴崑并称为澄塘"吴氏三杰"。"夫士生于世,不得志于科名,而其心思才力必不肯没没已也。于是别就其一途,而苦心孤诣,究其微微造其极,以至名高而传于后世。"(《宝命真诠·汪炼序》)应了范仲淹"不为良相,则为良医"之志。

吴天士生卒年不详,编者略为考证。从《医验录》二集"眷弟胡作梅"序文中,述及吴氏所作《长安秋兴》诗,内有"七十年余霜白发"句,知其当年已70余岁,其时为1690年,由胡序落款署"康熙庚午季秋……拜题"也可推知年已70余岁。另外吴氏为《医验录》二集所作"自序"时,落款署明"康熙庚辰季春,吴楚天士氏自识于锦山书舍",考康熙庚辰年为1700年,距康熙庚午年(1690)又过去10年,当时吴氏尚健在,已经80余岁了。据此可以推测,吴天士生年不晚于1620年,卒世不早于1700年,享寿80岁以上。

第二节 学术著作

吴天士撰写医学专著三种:《医验录》初集和二集,另有《宝命真诠》一书,内附《前贤医案》一卷。

一、《医验录》

《医验录》乃吴天士行医 20 余年部分疑难危重症的记载,包括初集和二集两部分。初集分上、下两卷,初刻于 1684 年,是吴氏 1681 年至 1683 年两年的临证实录,计 101 案,病种涉及伤寒、内、儿、妇、五官科疾病。卷首另有《兰丛十戒》医话一篇。二集初刻于 1753 年,系吴氏自 1685 年至 1703 年"计十余年来奇验者","大半皆追魂夺魄,与阎君相抗拒者,其余皆为易讹易错与群医若相反者"。可知都是疑难重症,且多"为易讹易错与群医若相反者"。张景岳说:"医不贵于能愈病,而贵于能愈难病。"就此而言,吴氏当为医林高手。书中卷一伤寒、卷二内伤共计 104 案,间有部分杂症。卷首另有《破俗十六条》《医医十病》医话 2 篇。

吴天士以儒治医,《医验录》为其诊疗笔记,文少修饰,夹叙夹议,甚至"闲语"旁文多于正论,此系其医案特点之一。"凡治一病,只注明立某方、用某药,似亦可矣,一切闲语尽皆削去岂不简捷? 殊不知闲处却是最吃紧处。盖不详载其病之原由本末,及问答辩驳等语,则理之似是而非者不明,而理之至是者亦不出,故宁使繁琐,无取简捷。""但浑金朴玉,终胜刻意雕刻。"(何绍奇语)

《医验录》初集和二集均系亲友和"一二知己"资助而付梓的，"缘食（指家中供养的人口）浩繁，无力为此"，可知吴天士家境一般，自己无力印书。如《初集》因"家坦公之尊堂病困笃，强嘱余治，治之效。遂索是集代付剞劂，以申酬报之意。此出自家坦公之盛心，在楚实深惭歉。"《二集》系"承一二知己，力倡付梓之举，悉将积案检出，计十余年来奇验者不下数千。窃恐卷帙繁多，太费主人物料，因删之又删，汰之又汰，仅存十之一二。"由"十余年来奇验者不下数千"例医案，"删之又删，汰之又汰"，仅收录104案，可知收录者确为精案。

二、《宝命真诠》

《宝命真诠》成书于康熙二十二年（1683），书成未予付梓。其孙宗岷有志于刊刻，然未遂愿而逝。至乾隆六十年（1795），由宗岷之弟与子，继其父兄之志而刻印。2015年经张晓东等人校注，由中国中医药出版社出版。

全书包括内经汇要、脉法、本草、症治四卷及前贤医案，应该说绝大多数属于对经典文献及前贤理论的汇编与梳理，夹以个人的理解与注释。其中二卷"脉法"内容丰富，从切脉初知到四脉统领、脏腑部位、生死逆从到诸病宜忌等，阐形释理，值得研究。三卷"本草"对每药的性味归经、产地、有毒无毒、相使相畏、相恶相杀、炮制功效、临床应用记载颇丰，多有可圈可点之处，我们将在"本草阐释"一节专题论述。"卷四症治"中，理中汤、四逆汤、麻黄附子细辛汤等辛热、温补的方剂屡用于伤寒及杂病的治疗，体现了吴氏重视温阳的学术思想。"前贤医案"乃吴氏所选明清温补医家的医案，虽非吴氏之案，从其选录原则可窥见其学术倾向。温补方剂大行其道，即使在疫证医案内，温补方剂亦有使用。客观讲，本书并无自成一家的理论体系，而且在"脉法"与"症治"上存在冗余凌乱之处，但不乏文献价值与临床价值。

第二章 学术特色

第一节 重视阳气，崇尚温补

一、重视阳气

吴天士重视阳气，继承了明代温补学派的思想，《宝命真诠》中长篇引用赵献可《医贯》"命门为君主"之论原文，如"肾无此，则无以作强而技巧不出矣；膀胱无此，则三焦之气不化而水道不行矣；脾胃无此，则不能蒸腐水谷而五味不出矣……心无此，则神明昏而万事不能应矣。正所谓主不明则十二官危也……余所以谆谆必欲明此论者，欲世之养身者、治病者皆以命门为君主，而加意于火之一字。夫既曰立命之门，火乃人身之至宝，何世之养生者不知保养节欲，而日夜戕贼此火？既病矣，治病者不知温养此火，而日用寒凉以直灭此火，焉望其有生气耶？"

按：此段原文强调命火的重要性，吴氏推崇备至，奉为圭臬，由此看出其重视温补的根源。

"人生之水火，即阴阳也，即气血也。无阳则阴无以生，无阴则阳无以化。然物不生于阴而生于阳，譬如春夏生而秋冬杀也。又如向日之草木易荣，潜阴之花卉善萎也。故气血俱要，而补气在补血之先；阴阳并需，而养阳在滋阴之上。此其义即天尊地卑，夫唱妇随之旨也。若同天于地夷，夫于妇反，不得其平矣。俗医未克见此，而役役于滋阴，战战于温补。亦知秋冬之气非所以生万物者乎？"（《宝命真诠·水火阴阳论》）

按：这段话与李中梓《医宗必读·水火阴阳论》大致相同，强调阳气的重要性，阳主阴从之理，以及"养阳在滋阴之上"的主张。

他反对贵阴贱阳论，"救时者，倘以贵阴贱阳为政教，必国非其国；治病者，倘以贵阴贱阳为药石，必治乖其治矣"（《宝命真诠》）。由此赞同张景岳"刘朱之道不息，轩岐之道不著"之论："在丹溪先生医学多精到处，独以六味加知柏为治痨之方，实足贻祸于后世，然由来若此，日用如许清火降气、克削真元之毒药也。今不识其出自何书，得何传授？一见失血、咳嗽、发热等证，动以此种清降损真诸药投之，一医有然，更数医皆然；庸医有然，即名医亦无不然。"因此他治阴证"热药多多益善"，倡用附子理中汤，尤其推重附子。

二、崇尚温补

在重视阳气的基础上，吴天士崇尚温补，认为"甘温之药如行春夏之令，生长万物者也；寒凉之药如行秋冬之令，肃杀万物者也……可见司命者，当常以甘温益人气血，不可恣用寒凉以耗人气血，即有大实大热当用苦寒，亦惟中病则已，不可过剂。病去之后，即须以甘温培补"。由此可见，他治疗内伤虚弱之证，推崇六君子汤、八珍汤或十全大补汤、八味地黄丸、补中益气汤（通常不用升麻、柴胡）、归脾汤等。

以下案例显示其温补风格：

1. 浮肿

癸亥年九月，项某令郎甫八岁，通身浮肿，阴囊更肿而明亮。名幼科治之，日用车前子、泽泻、赤豆、山栀分利清降之药，久久不愈，反加二便俱闭，饮食不进，情急而来见余。余予方，用补中益气汤倍白术，加苍术、木香、肉桂、泽泻，嘱用人参八分，再不可少。归而服药一剂，是夜二便俱通，肿消一半，再数剂而愈。

愈后半月，坐冷石凳上许久，阴囊又复肿如前，小便又不利。时余已往旌阳科试，因复向前幼科治之，且告以前恙，系用参而愈，幼科骇曰："如此孩童，如何服得人参？且诸肿无补，独不闻乎？"仍予分利之药。服数剂，绝无效，又不饮食。因寻出余前方，市药二三剂，每剂用参五六分而愈。（浮肿）

按：本案通身浮肿，阴囊肿而明亮。幼科日用车前子、泽泻、赤小豆、山栀分利清降之药，久久不愈，显然治不得法。据其二便俱闭，饮食不进，判为中气下陷，因用补中益气汤，服药一剂，二便俱通，数剂而愈。辨治皆具温补眼光。

2. 痢疾

一族叔祖母，已庆八旬矣。是年九月患痢疾，医者日用黄芩、黄连、木香、槟榔之类，医至半月，日益增剧，加以发热。咸谓痢疾发热，定是死证。至二十余日，计已发热七日矣。医者谓发热已一七，脉又不好，只在今日薄暮，断不能保矣。余诊其脉浮软微数并不急疾，按之尚有根。询其得病之由，云自某日吃饭稍冷，兼怫郁不快而起。余思此从食滞起，原非积热证可比。前药悉用芩连寒胃之药，致食滞愈不得消，故痢久不愈。久之则滞气留而正气去，故加发热。其脉浮而微数者，由发热之故，设若不热，脉必沉软矣，此非死证也。余用补中益气加木香、神曲、白芍、煨姜，一剂服下，即大睡。睡醒时，热已退。是夜只下痢三回，第三回即转粪，腹亦不痛，服二剂而顿愈矣。第四日吃梨太多，复食炒荬白半碗，食滞，痢又复矣。余仍往视之，寸关脉俱弱，两尺不起。余思久痢肾必虚，宜乎两尺不起，惟温中补命门火，火旺生土，土旺则滞自消，所谓虚回而痢自止也。将前方去木香、神曲，倍白术，加姜附，才服一剂，是夜痢减，腹痛寻止，连服五剂痊愈。迄今八十有三，精神步履，健旺如前。常自云："余又复出世几年矣。"（痢疾）

按：此案痢疾，医用黄芩、黄连、木香、槟榔之类，医至半月，日益增剧，加以发热。咸谓痢疾发热，定是死证。吴氏用补中益气汤加味，服二剂而顿愈。复因食复，两尺脉不起。因思久痢肾必虚，唯温中补火，火旺生土，土旺则滞自消，将前方去木香、神曲，倍白术，加姜附，连服五剂痊愈，尽显温补风格。

3. 腹胀

舍弟岳家之仆人，时年三十有二。春月患腹胀起，饮食不进，时吐痰涎，虑成膈证，又虑臌胀。往求某名医治之，共往讨药八次，服药三十二剂。其方皆厚朴、枳壳、苏子、旋覆花、贝母、花粉、大腹皮之类，愈服愈胀，饮食愈不能下，更加呕吐。两足酸软，无力举步。又向他医求治，药用扁豆、谷芽、茯苓、泽泻、贝母、陈皮、香附、枳壳。服八剂，病又加进。更求一医，因其口渴，遂谓有火，用知母、贝母、麦冬、黄芩、吴萸、炒连之类，服四剂愈剧。

诊之两尺沉微，右关弦细而迟。余谓："吐涎沫者，非痰也，脾虚不能摄涎也；口渴者，非火也，脾土虚不能生肺金，致肺虚不生津液也，自当以补脾为急。然两尺沉微，少火衰弱，火弱不能生土，故令土虚而不能进食，犹釜底无火，则釜中之物不熟，是补脾犹当补其生脾之原。"遂用六君子汤加肉桂五分，炮姜五分。服二剂而腹宽，呕吐止，亦无痰涎。又服二剂，能吃饭碗余。又服二剂，能吃饭两碗。乃复来求诊，再四称感。云前番行十余步便要坐倒，今来计程十五里乃一直走到。照前药，再予四剂。因其无力服参，赠以参二钱，分作四剂，服尽痊愈，饮食照旧。（呕吐例 2）

4. 呕吐

癸亥年六月，忽有一女人来索诊。年已望六，诊其脉沉而迟，左关细而弦，右关短涩。问："饮食呕吐否？下半身冷，足无力行动否？"答云："正是。自某月起，至今数月，不能饮食，每日只用粥碗余，仍要吐去。足冷如冰，不能行走。曾往见名医八九次，共服药四十余剂，毫不见效。已自知病成膈噎，不能治矣。今欲遣人往外寻男人归，为料理后事，适闻高明在此，故来求治，不知还可治否？"余问："名医药内曾用黄连否？"答云："不曾。"余曰："若未用黄连，尚可救也。"为举方，用肉桂为君，佐以人参、白术、茯苓、半夏、陈皮、当归、牛膝、山萸、熟地，少加木香。服一剂，脚下便温，次日食粥即不吐。连服四剂，能食饭碗余。再服五六剂而饮食照常，诸症痊愈。（呕吐例 6）

按：以上两案吴氏所用皆系六君子汤，加炮姜或肉桂则寓理中汤意。

第二节　擅用附子，重用附子

一、附子之性，其用宏矣

吴天士十分推崇附子，认为"热药至附子止矣，寒药至黄连止矣。""凡沉寒痼冷及伤寒中阴等证，非附子不能驱阴回阳。""大虚之症，参术无功，一加附子变神充进食。"(《宝命真诠》)强调了附子在治疗虚寒阴证中的重要性。

他说："种种阴邪，正须大剂温补。培肾阳以逐阴火，燥脾土以除阴湿，升清阳以降浊阴，助命门以摄阴气，补土母以开阴凝，总非桂、附不为功。""凡沉寒痼冷及伤寒中阴等证，非附子不能驱阴回阳，故本草称其有斩关夺将之能，有追魂夺魄之功。正如大将军临阵赴敌，惟其有威猛之气，有战胜之勇，方能除寇乱，靖地方，奠民生，安社稷。凡此等功，岂可责之文弱书生及谦恭谨厚之人乎？""附、桂二味，为此证必需之药，若不用此二味，即单服人参百斤亦无益，不可偏听席流俗说，致误性命。"

《宝命真诠》历数其功："附子，味辛甘，热，有毒，入脾、肾二经，又通行十二经。畏防风、黑豆、甘草、黄芪、人参、童便、犀角。重一两以上，矮而节角少，蹲坐正者为佳。暖脾胃而祛寒湿，补命门而救阳虚，除心腹腰膝冷痛，破癥坚积聚血瘕，治伤寒阴症厥逆，理虚人膈噎胀满，主督脉脊强而厥，救疝家引痛欲绝，敛痈疽久溃不收，整小儿脾弱慢惊。附子无干姜不热，得甘草则性缓。

禀雄壮之性，有斩关之能，引补气药以追散失之元阳，引补血药以滋不足之真阴，引发散药以逐在表风寒，引温暖药以驱在里寒湿，其用宏矣哉。附子以白术为佐，乃除寒湿之圣药。又益火之源，以消阴翳，则便溺有节。气虚热甚者少加附子以行参、芪之功，肥人多湿者亦宜之。阴寒在下，虚阳上浮，治之以寒，则阴气益甚；治之以热，则拒而不纳。热药冷饮，下咽之后，冷消热发，病气随愈，此热因寒用之法也。伤寒传受三阴及中寒夹阴，身虽大热而脉沉者，必用之。厥冷腹痛，脉沉而细、唇青囊缩者，急用之。近世往往不敢用，直至阴极阳竭而后议用，晚矣。"

二、阴寒之证，广用附子

吴氏擅用附子，广泛应用附子，积累了十分丰富的经验，彰显其鲜明的火神派风格。《宝命真诠》"卷四症治"中，吴氏屡用参附汤、四逆汤、理中汤、麻黄附子细辛汤等辛热方剂治疗伤寒及多种杂病，体现了广用附子的特色。案中凡阴寒之证吴氏多选用附子理中汤，次则选用八味地黄丸、麻黄附子细辛汤等，基本不离附子，堪称广用附子。

尾闾痛

辛酉岁杪，潭渡黄兄令堂，患尾闾骨痛。时年七十有二，其痛不可忍，已经三四日，服药不效，乃迎余治之。

诊其脉沉迟细涩，问日前所服何药？答曰："某先生云是血虚，用当归、地黄、川芎、白芍、杜仲、续断、牛膝等药。又云诸痛不可补气，故嘱且缓，不可用参。"余曰："年高血虚枯涩，固不待言，然脉更沉迟，其痛又在督脉之根，督脉属阳，则阳分更虚，阳虚而单用阴药，阴药凝滞，何能达于痛所？又何力回其真阳？"余为定方，用鹿角胶三钱，以补督脉为主药；人参二钱，附子五分，温下元而宣阳气；再用当归二钱，熟地三钱，山萸、枸杞、杜仲、续断、牛膝、五加皮各一钱，以补髓养血。嘱令药煎熟时，加苦酒少许以行血脉。服一剂而痛小减，服二剂而痛大减，服三剂而痛全止，行坐如常。（尾闾痛）

三、阴寒重症，重用附子

对于"中阴中寒之证，即俗所谓阴证伤寒也。不用热药便不可救，不用大剂热药，亦不能救"，"种种阴邪，正须大剂温补""热药多多益善"。自谓："余治阴寒病，常有一病而用附子六七斤者，病愈之后并不见有丝毫毒发。"案中附子量最多每日用至一两，最多一案前后共用六斤，方得脱险。吴氏投用附子，一般是每剂二三钱，最多五钱，似乎剂量并不算大，但急症重症时，则日投 2 剂甚至 3 剂，如戴阳一案记述："每一昼夜，用药三剂，俱同前理中、四逆之类。"总量达到一两，堪称重用了。

1. 虚阳上浮

甲戌初冬，呈坎罗君，患伤寒已三日，始迎余诊视。脉数大无伦，按之豁如，舌色纯黑。大发热，口渴，头面肿如瓜，颈项俱肿大，食不能下，作呕，夜不能卧。余见病势，殊觉可畏。问："何以遂至于斯？"答曰："前日犹轻，昨服余先生附子五分，遂尔火气升腾，头面尽肿，颈项粗大，锁住咽喉，饮食不能下，实是误被五分附子吃坏了。"余笑曰："附子倒吃不坏，是'五分'吃坏了。"问："何以故？"余曰："此极狠之阴证也。前贤所谓阴气自后而上者，颈筋粗大；阴气自前而上者，胸腹胀满。项与头面俱肿大，正此证之谓也。附子要用得极重，方攻得阴气退。若只数分，如遣一孩童以御千百凶恶之贼，既不能胜，必反遭荼毒。今日若延他医，不能辨证，见此病状，先疑为火，又闻尔被附子吃坏之说，彼必将前药极力诋毁一番，恣用寒凉一剂，病人必深信而急服之。呜呼！一剂下咽，神仙莫救矣。此阴极于下致阳浮于上，今当先用八味地黄汤一剂，攻下焦之阴寒，摄上焦之孤阳。待面项肿消，再换理中汤方为合法，若用药一错，便难挽回。"

余定方用：大熟地七钱，附子三钱，肉桂二钱，人参三钱，茯苓、泽泻各一钱，丹皮八分，山萸一钱五分，加童便半杯。服一剂，头面颈项之肿尽消，口亦不渴，始叹服余之认病用药如神。次日再换用理中汤，桂、附、参、苓、泽俱同前用，去地黄、山萸、丹皮，加白术一钱五分，半夏八分，炮姜一钱。服一剂，脉症如旧，舌上黑苔丝毫未退，仍作呕。乃知一剂犹轻，照方每日服二剂，共用附子六钱，参亦六钱，胸膈仍不开，舌苔仍未退。又照前方将熟附换作生附，每剂三钱，亦每日服二剂。服二日，舌苔始退，胸膈略开。连服五日，始换熟附，又服五日，始减去一剂，每日只服一剂，仍用参四钱。服数日，再加入熟地、山萸。又服十日，共服月余而后起。

其后遇余先生，亦云："罗某之恙，幸赖先生救活，不独罗兄感激，弟亦感激。若遇他医，以寒凉杀之，仍归咎五分附子之害也，不永受不白之冤耶？"（虚阳上浮例1）

按：此案意味深长，余医以"附子五分，遂尔火气升腾，头面尽肿，颈项粗大，锁住咽喉，饮食不能下"。病人自然认为被"附子吃坏了"。吴天士指出："附子倒吃不坏，是'五分'吃坏了。""此极狠之阴证也……附子要用得极重，方攻得阴气退。若只数分，如遣一孩童以御千百凶恶之贼，既不能胜，必反遭茶毒。"形象地阐明重用附子的必要性。后用附子三钱，且日服二剂，直至"将熟附换作生附"，方始奏效，确显吴氏胆识。

2. 戴阳

文杏舍侄忽腹痛呕吐，其家谓是气恼停滞。余为诊之，大惊骇曰："此中阴中之极凶证也。"急用理中汤加丁香，用熟附子一钱五分，人参三钱。奈寒格不入，药下即吐。是夜连进三剂，俱照前药，约吐去二剂，只好一剂到肚。次日早饭时，头面目珠俱血红，口舌干燥至极，浑身壮热，惟脚下冷，腰痛，其家疑是附子太多致火起。余曰："若三剂，共四钱五分附子俱到腹，此证不出矣。总因吐去到腹无多，故显此证耳。此所谓戴阳证也，惟阴证之极故反似阳。若接今日名医至，彼必认为一团火邪，此一语投机，信用寒凉，一剂下咽立刻毙矣。前药用熟附子无力，须生附子方有效，否则少刻烦躁之极，大汗一身而死矣。"

余急用生川附二钱五分，人参五钱，干姜二钱，白术一钱五分，丁香八分，炙甘草三分，黄芪三钱。煎成加童便半盅，令温服。服毕不吐，照前药续进一剂。共用生附五钱，人参一两，二剂俱服毕而头面、目珠赤色尽退，一身俱凉，脚下方温，反叫舌麻，背恶寒，阴寒之象始见。次日遂下利，日夜利二三十行。此后每一昼夜用药三剂，俱同前理中、四逆之类，每剂用熟附二钱，参四钱，共计每日用附子六钱，人参一两二钱。至第六日，利止知饿。（戴阳例9）

按： 中阴之证，初服药，呕去居多，所以现"头面目珠俱血红，口舌干燥至极，浑身壮热"，乃阴盛逼阳于上使然，非热药之误。加重药量后，"背恶寒，阴寒之象始见"，并见下利，皆属少阴本证。

火神派重用附子有平剂频进法，即用附子常规剂量如 10g、15g，似乎并不算大，但治危重症时日进 2 ~ 3 剂，频服而进，则其一天的总量也达到 30 ~ 50g，堪称重剂了。此法优势在于虽系重用附子，但每次进服药量并不算大，安全性高。此法为吴天士所常用，现代用之不多，值得推介。

四、急危症选用生附子

对于阴寒急危之症如阴盛格阳，由于阴阳格拒，服入便吐出者，吴氏嫌制附子药力犹缓，逢此时刻，认为"用熟附子无力，须生附子方有效，否则少刻烦躁之极，大汗一身而死矣"。毅然选用生附子，且日进 2 剂，取其力峻效宏，直捣阴窟，破阴回阳，有胆有识。如虚阳上浮例 1："服一剂，脉症如旧，舌上黑苔丝毫未退，仍作呕。乃知一剂犹轻，照方每日服二剂，共用附子六钱，参亦六钱，胸膈仍不开，舌苔仍未退。又照前方将熟附换作生附，每剂三钱……共服月余而后起。"

五、娴熟运用附子

吴氏对附子的功用十分娴熟，达到精细入微的地步，有的用法颇为独特，可以说充实了火神派运用附子的方法。

1. 行参、芪之功

凡用参芪等补气药，多加附子，如案中记载："附子二钱，回元阳以行参、芪之功。""必要用附子以行经络……无桂附以行参芪之功，亦无济于事。"

2. 舌黑为投用指征

案中屡有记载："观其舌纯黑，余再用附子三钱，桂二钱……""中有一日，惑于俗见，云附桂不可多服，只用二分，次早舌上即现黑色，胸腹不舒。忙照数（三钱）服下，舌黑又退，腹舒进食，始信附桂必用之药，即少用尚不可，况可以不用乎。"从正反两方面验证了附子用治舌黑的特性。

3. 消肿之功

如"喘嗽"例9治水肿案谓："一日附子用乏，只存五六分，权用一剂，是夜遂复肿起五寸，方知附子之功所关不小，仍照前加重。服十余日，始消至脚肚下。"

4. 固泻之功

如"产后"例5案谓："此大便不禁，非独气虚下脱，兼肾气欲绝也，故非附子不可，即单用参、术，亦不能固其泻也。"

5. 润舌之功

如治许师母崩漏案，"素常唇舌干燥，服姜附后，唇舌俱润，件件胜前"。

六、指明服用附子的反应

服用附子等热药之后会出现诸多反应，甚至类似火热之象，初学者容易认为热药之误，其实系"阳药运行，阴邪化去"之正常反应，郑钦安在《医法圆通》"服药须知"一节中对此专门予以提示。吴天士亦有很多这方面的体会，丰富了郑氏经验。

1. 出血

汪氏令郎戴阳症，面赤放光，知其为阴证面色也。脉浮大有出无入，按之细如丝，大汗不止。投用附子三钱，人参四钱。服至第四日，痰中带血，其家惶惧。余曰："此乃寒痰，即阴气所化，服热药阴寒之气始能化痰而出，所以带血者，胃为多气多血之腑，痰出时偶黏滞胃中之血，非此证有血，丝毫无是虑也……果少顷便不复有血矣。"其胸膈仍滞，畏寒作呕。又加附子至四钱，人参六钱。服二剂而热全退，稍进饮食，服二十余日而痊愈。（戴阳例3）

2. 夜间发热腹痛

坦公弟忽发热，其脉浮滑数而无根，面赤，浑身壮热，舌上灰苔。急予附子理中汤，至夜又大发热，每大发热时，腹内必痛极。病人疑虑，"何以每至夜必发热，每发热反肚痛？"吴氏解释曰："夜乃阴分，阴证至阴分必更狠，腹内阴气盛则将虚阳逼出于外，故身外发热，所谓内真寒外假热也。所以发热反腹痛者，阳气尽逼出于外，则脏内纯是阴气，所以作痛。"（戴阳例13）

3. 下利

治岩镇江某，患伤寒，呕吐，下腹痛极。吴氏诊称："此太阴证伤寒也。痛在脐下，乃厥阴部位，阴证之至狠者。"立方用附子理中汤，服药四剂，手足温，呕吐止，腹痛减而未尽除。告曰："此腹痛，必要下利方止。""凡阴证下腹痛甚者，其浊阴之气必要从大便中去，伤寒书所谓秽腐当去是也。秽腐不去，腹痛何由止？"又服二剂，晚间果作利，一昼夜共七八次。仍照前药，每日二剂，又服四日，利三日自止而痛亦全却。（中寒例8）

按：吴氏认为"凡阴证下腹痛甚者，其浊阴之气必要从大便中去，伤寒书所谓秽腐当去是也。"因此，服药后"必要下利方止"，已而果验。

4. 痰多

治汪某之妾，诊为"此似大热证，实是中寒证也。"用八味地黄汤，服三日，"热全退，夜安神，唇反润，舌色反淡红矣，惟是绵痰吐之不止"。告病人曰："人见为痰，我见为寒，此皆寒凝于中，得温热药寒不能容，故化为痰而出耳。"仍于早晨服八味一剂，午用理中兼六君一剂，参、桂、附俱如前数。"服二日，痰吐尽，胸膈宽，知饿喜食，食渐增多。"（戴阳例 12）

七、批驳有关附子的俗说

由于附子有毒，历来医家对其有种种不正确认识，在吴氏所居江南一带，有关附子的各种俗说尤为严重，他挺身而出，力予澄清。在"破俗十六条"中，就有三条专门对这些俗说给予批驳，捍卫了附子的应用价值。

（一）驳"附子有毒不可用"

他说："凡攻病之药皆有毒，不独附子为然，所以《周礼》：冬至日，命采毒药以攻疾。《内经》有大毒治病、常毒治病、小毒治病之论。扁鹊云：吾以毒药活人，故名闻诸侯。古先圣贤，皆不讳一'毒'字。盖无毒之品不能攻病，惟有毒性者，乃能有大功。""如兵，毒物也，然杀贼必须用之，用兵以杀贼，杀贼以安民，则不惟不见兵之毒，深受兵之利矣。故用药如用兵，第论用之当与不当，不必问药之毒与不毒。苟用之不当，则无毒亦转成大毒；果用之得当，即有毒亦化为无毒。"

"至于附子一物，动云有毒不可用，见用之而效而死者复生，犹必戒之为不可用。夫用之而效而死者复生，犹谓不可用，则彼用之而绝不效，而生者置之死，犹必谓其药可用哉？世道人心，真不可问矣。"（《宝命真诠》）

吴天士并举例证明服用附子的安全性，如"呕吐"例 5 案，对一停饮呕吐病人反复用附子理中汤及八味肾气汤等加减服用：

"尔时某先生又谓，服附子必要生发背，必要头顶痛、浑身热，必要使皮肉俱裂开。"结果共计服附子三斤半终获病愈。当时："其家患疮者甚多，独病人愈后，并无一丝疮疥，更安得有毒耶？愿医家惟按脉审证，量证发药，用药救命，勿徒议附、桂有毒致误人命也。"

（二）驳"夏月忌用桂、附辛热等药"

"夏月不但不能无虚寒之人，而中阴、中寒之证在夏月偏多……若夏月本属伏阴在内，而人又多食冷物，多饮凉水或冷水洗浴，或裸体贪凉，故中阴、中寒之证夏月更多，岂以夏月阴寒之证亦忌用温热以视其死耶……况乎直中阴经之证，舍桂、附更将奚恃乎？第人不能辨认，故只知温热当忌耳。"书中有夏月中寒案多例，吴氏皆用附子救治成功。举例证明：

暑月发热

庚午六月二十四日，翰林胡修如，发热不退，急迎余至。自云："两昼夜烧坏了，速求清凉散一剂以解之。"余诊其脉，浮大数疾无伦，重按全无，舌苔黑而滑，面色如朱，唇燥欲裂，烦躁不眠，小便短涩而赤，大便溏。余笑应之曰："寒深入骨矣。全副热药尚难回阳，奈何犹思得清凉散乎？"胡公曰："如此亢热天气，自然是受热中暑，依年翁竟不可用清凉药乎？"答曰："此非中暑，乃中寒耳。不独凉药不可丝毫粘唇，即热药稍轻亦复无益。"又问："如此暑月，安得有寒中之？"答曰："寒即阴也，暑月阳发于外，则阴伏于内。既有阴伏于内，则凡遇阴气即相引而入，所谓同声相应，同气相求，理固然也。夫暑月安得有阴气？抑知此阴气不必天寒地冻之气始能中人，在暑月或食冷物，或饮冰水，或裸体贪凉，其气皆能中人，总由阴伏于内，阴气便于直入，犹之奸细潜伏城中，贼来便易攻打也。所以谓之中寒者，以其深入在脏，而非若感寒之感触在表也。惟有大剂姜、桂、附以驱阴寒，大剂参、术以回元阳，乃为可救。稍一游移，命在呼吸矣。"

遂定方用桂、附、姜、术各二钱，人参四钱，茯苓一钱五分，泽泻一钱，陈皮八分，甘草三分。服一剂，大热便退，反觉畏寒。胡公称奇，谓如此热药，反能退热。余曰："热退未即为喜，今日午后，仍要复热，但不似从前之狠耳。"问："何时方不复热？"余曰："要待阴寒驱尽，内无真寒，外自无假热，约服药一七，可全退矣。"照昨方将参、附各加一钱，服一剂。

次日，脉稍收敛，热果复发，不似前之燔炙。看舌色，其寒色全未动，汗淌出不止。余曰："如此重剂，犹然无力，每日须服二剂方可。"遂如方日服二剂，计每日附子六钱、人参一两。服七日而热全退，汗全止，小便由赤而黄，由黄而淡。至十日后，小便清而长，喜粥食矣。服半月而后照前方日服一剂，服一月而后全安。笑谓余曰："初病如此热状，又如此热天，任千百医人，必谓是极热之证，而投以大寒之药矣。今蒙年翁用如许热药，乃得收功，设今年不遇年翁来京，将若之何？若用一剂寒凉，不立刻就毙乎！"（戴阳例9）

按：阴证中暑极易误辨误治，"如此热状，又如此热天，任千百医人，必谓是极热之证，而投以大寒之药矣"。吴氏亲眼目睹汉上医家，"凡是夏月中寒之证，无有不医至死者。彼绝不知夏月有中阴一证，又绝不知治阴证当用何药。但有发热者，必先予九味羌活汤二剂；热若不退，便云是火证，即用黄芩、黄连、花粉、栀子之类，狠服数剂；热又不退，便加石膏、犀角；热又不退，则用大黄，日有大便，便且溏，仍然用大黄。不知此种传受从何处到来？"其论理，明白透彻："总由阴伏于内，阴气便于直入，犹之奸细潜伏城中，贼来便易攻打也。"其治疗则胸有成竹，言之必中，令人信服。

（三）驳"桂、附灼阴不可用"

"惟是阴虚而脉躁气盛、胃强善食者，方可用纯阴药，所谓壮水之主以制阳光，不宜桂附、姜术等一派纯阳温燥之气以灼其阴。若阴虽虚而脉软脾弱，食少气馁者，再用纯阴药，不惟孤阴不生，且使滞膈损脾，消削元气，须少加桂、附于六味群阴药中，使有一线阳光以济其阴。如一夫而御群妾，方成生育之道。不惟不灼阴，正所以生阴，非欲加桂、附以补阳，正使桂、附引阴药之补阴……至于阴不虚而阳虚，阳虚而阴弥炽者，即谓之阴邪。或为阴水上泛，溢于肌肤；或为阴湿生痰，涌于胸胁；或为浊阴不降，上干清道；又或阴气上攻，不能归原而作痛；阴寒凝结，不能运化而胀满。种种阴邪，正须大剂温补……此桂、附之在所必用，欲其消阴而不虞其灼阴者也，所谓益火之源以消阴翳也。何乃不知分辨，概云桂、附灼阴不可用，于阴邪炽盛之证，犹必畏而戒之。此犹之严冬久雪而犹畏近日光，裸体冻僵而犹戒勿衣絮也。"

第三节　扶阳风格，特色突出

"重阳之说，由来久矣。"（祝味菊语）郑钦安作为开山宗师建立了火神派学说，并不意味着在他之前没有具备扶阳思想的医家，他也并非最早擅用附子的人。历史上，在郑氏之前确有许多医家崇尚扶阳，擅用附子，甚至享有"某附子"雅号，可以说是火神派前期的扶阳名家，如宋代窦材，《扁鹊心书》不仅有重阳之论，而且临床上十分强调扶阳："人之真元乃一身主宰，真气壮则人强，虚则人病，脱则人死。保命之法，艾灸第一，丹药第二，附子第三。"明代严观（严附子）："其治病也，不拘古方，颇有胆略，有'严附子'之称，以其善用姜汁制附子也。""或难之曰：附子性热，当以童便制，奈何复益以姜？严曰：附子性大热而有毒，用之取其性悍而行药甚速，若制以童便则缓矣，缓则非其治也。今佐以生姜之辛而去其毒，不尤见其妙乎，是以用获奇效。"（《浙江通志》）吴球（吴附子），浙江括苍人，明代曾为御医，善用附子，人称"吴附子"，著有《诸证辨疑》《活人心统》。《名医类案》和《名医续案》中均载有其投用附子验案，颇具功力，常医莫及。

现在，我们可以认定吴天士是一位清代早期的扶阳名家。之所以这样说，是因为有充分证据表明这一点。我们知道，只要重视阳气，擅用附子就可以说是扶阳派，简单说，能够擅用附子（广用和重用），就具备了扶阳派的基本特征。吴氏重视阳气，擅用附子这两点上面已经论证，当无疑义。

还有吴天士自己也以"好用温补"自命，"人皆议我好用附子"，"俗见谓余好用温补，兹集中所载用寒凉而验者十之三四，用温补而验者十之五六，则诚如所谓矣"。他治阴证"热药多多益善"，所谓"热药"当系桂附类温热之品，与参芪白术类补药自是不同。

此外民间口碑和同道的认同，也是很重要的证据，几乎所有扶阳医家都在市井传有盛名，如郑钦安"人咸目予为姜附先生"，严观被誉为"严附子"，吴球被称为"吴附子"。《吴氏医验录》中记述：某医接治病人，所患系阴证，自己不敢重用热药，因告曰："今之能起此证，肯重用桂、附者，无如歙邑之吴某（指吴天士），盍请商之。""一日诸友偶谈医事，言及此症用如许参附方得收功。一友笑曰：'无怪某名医议吾兄好用人参、附子。'"可知吴氏当时以擅用桂、附著称。

诚然，从全书选方用药来看，吴氏除擅用附子及理中汤等，彰显扶阳风格以外，对于东垣学说、温补理论也颇赏识，各种虚证多用参、芪之类补土药物及八味地黄汤等温补方剂，从此意义上说，吴氏兼具补土派和温补派的风格，有些学者即大谈其为温补派，但这丝毫不能否定其扶阳派的特征。事实上，近现代诸多扶阳派医家包括祝味菊、李可等人在内，都兼具补土派或温补派的风格，甚或是二者融为一体，但这并不影响其扶阳派的名分。要知道任何一个流派医家，都要吸取其他学派的精华，融入自己的方略之中，君子和而不同。

虽然说"横看成岭侧成峰"，对一个医家之看法可以从不同角度予以解读，但是比较而言，吴氏与祝味菊、李可等人一样，其扶阳特色尤其是擅用附子这一点是突出的，而这已经符合扶阳派的主要用药特征。温补派重在"补"，重在参芪，可以说找不出一个温补派医家如此擅用附子；扶阳派则重在"温"，重在附子，由此我们才称之为扶阳派医家。

第三章　理论建树

第一节　寒热真假，脉舌为凭

寒热真假的辨认从来都是临床中一大难题，陈慎吾先生说："洞察阴阳，方能治病；明辨真假，可以为医。"吴天士对此积累了丰富经验，"辨之最明，疗之最众"。"凡有一症，即有一症之寒热虚实……然其为寒为热、为虚为实，又不令人一望而知也。症之重者，大寒偏似热，大热偏似寒，大虚偏似实，大实偏似虚。若仅就其似者而药之，杀人在反掌间，此症之不可不辨也。于何辨之？即于脉辨之。"

"以通身热，手尖冷，辨为阴证固矣，然阳证亦有手冷，且冷过腕者，何以辨之？又当辨之于舌色，辨之于脉。阴证之身热手冷者，脉必浮大而空，以通身之热是假热，内有真寒，故外发假热，热是假热，则脉亦现假象而反浮大，但按之甚空，此假不掩真，而知其为阴证也。若阳脉反沉者，以表邪去而里邪急也，热邪在里，故脉反沉。人皆谓阴证脉当沉，阳证何以脉亦沉？殊不知阴证不发热之脉则沉，沉而无力；阳证热在里之脉亦沉，沉而且数且有力也。阴证虽热，而舌色必白或灰黑或有滑润黑苔；阳证虽手尖冷，而舌苔必黄或焦紫有芒刺。盖手尖冷者，阳极似阴。其脉沉者，热极反伏也。"

归纳吴氏经验，辨认寒热真假的关键在于脉象与舌象。"症之疑似难决者，于脉决之。""水火寒热之证，每多相似难辨，但以脉辨之则可据。""又当辨之于舌色，辨之于脉。"

他对真寒假热的辨析经验丰富，"奈何见人发热，不审其为表为里，为寒为热，为阴为阳，概行发表。若是里证、寒证、阴证，有不使之魄汗淋漓亡阳而死者乎？"俗医"一遇阴证，但曰伤寒，亦以治阳证之法治之。表散不愈，继以苦寒，殊不知阴证一服苦寒便不能救。医人于此为最毒，病人于此为最惨"。"目击心伤者久之，故独于此道细心探讨，辨之最明，疗之最众。"书中所治阴证案例最多，总计 55 例，这是其书中最具价值的医案。

"阳证误治，犹可救，阴证误治，便不能救，故集（指《医验录二集》）中所载阴证较多，要皆人所误认，几几误杀者也。"是以不吝笔墨反复予以批驳，如"中寒"例 6 案，"此证乃寒中太阴脾经，亦甚易认。计二十日前曾经历五医，俱是表表著名者，不知何故，绝无一人认得是阴证，医至将死，而后待余以峻剂参、附救之"。吴天士在感叹人都快要治死了，才等我用参附来救之。另治一族弟母亲，"患呕吐，以证论不过一停饮耳，前之名医，几复杀之，且三杀之，而余三救之"，这段是说他用热药治好了，另一名医则用凉药来治，"几复杀之"。如此反复三次，"每投药之际，辄如此辩论一番，几欲呕出心肝"，争论得何等激烈，乃至吴天士发出"曲高者和必寡，道高者谤偏多"的感慨。整个病案长达 6463 字，大概是医林中之最长医案了。请看例案：

1. 疟疾

丁卯夏月，治许师尊一管家，年十八岁。入冷水洗澡起，是夜即呕吐，头痛如破，不发热。次日，天士为诊之，脉沉细，手尖冷，头有冷汗。断为中阴证，用附子理中汤，二剂而头痛止，服三剂而呕吐止。第四日复诊之，两关脉弦起，汗多。告曰："此欲转作疟疾，然亦系阴疟，仍如前药加半夏一钱，人参二钱，略用柴胡五六分，使引邪出表。"是夜果发寒热，一连三日，俱发寒热。第四日又为视之，弦脉已平，又告曰："今日疟止，不复寒热矣。"前方去柴胡、半夏，加黄芪、当归。是夜果不复寒热，如前方服四剂而痊愈。

原按：病家曰："年翁初断是阴证，果是阴证；继而云要转成疟，果即转成疟；后云疟止，果即不复寒热。言之于前，必应之于后，何奇至此也？"吴氏曰："丝毫无奇，不过据脉言耳。"（中寒例9）

2. 中阴

乙丑夏日，本县父母靳公一管家病大发寒热，迎余至署。见其人魄汗淋漓，诊其脉浮数虚大，按之绝无。其时正将服药，余问："此药从何来？"云是城中专治伤寒者。余问："据此专治伤寒医人，认是何病？"答云："彼认是疟疾。"余曰："危矣！危矣！彼认是疟，必用小柴胡汤，内必有黄芩，若服此一剂，神仙不能救矣。"索方视之，果是小柴胡汤。急令将药倾去，另为立方。用附子、肉桂、炮姜各二钱，白术一钱半，陈皮、半夏各八分，茯苓、泽泻各一钱，人参四钱。靳公见方惊骇，问："如此大热天，奈何用此大热药？"余答曰："治病只论证，不论天气。若云大热天气，不当用大热药，则大热天气便不当害大寒病。此乃中阴、中寒之证，即俗所谓阴证伤寒也。不用热药，

便不可救，不用大剂热药亦不能救。"力为剖析，始信服。服后大热遂退，二便俱利，汗少安神，始信心无疑。（伤寒误清例3）

按：此案发热，以脉浮数虚大，按之绝无，判为"中阴、中寒之证"。此处用回阳救急汤时，多加泽泻，值得注意。

3. 戴阳

丙寅秋日，家坦公弟忽发热，嘱其令弟梅赓邀余视之。其脉浮滑数而无根，面赤，浑身壮热，舌上灰苔。诊后同梅赓弟私语之曰："我本辞谢医事，无奈令兄之恳，我又不得不医。我若不医，此命不能复活矣，任延尽名医，无一人能治此病。"坦公弟馆内闻之，甚觉不然，以为我不过偶然感冒，何遂出此言？余归急予附子理中汤一剂，服之热退。次日下午，又复发热，又照前药予一剂，加参二钱，服之又安。第三日如前方倍之，用人参四钱，附子三钱，肉桂二钱，炮姜一钱，白术二钱，茯苓一钱，泽泻八分，炙甘草三分，半夏八分，减去人参一钱，据前方用参三钱，是夜热轻。次早又照前药服过一次。

其令叔接某名医为乃堂看病，一团好意，陪名医来看乃侄。诊之曰："一团火，一团火！"梅赓弟接口云："天士家兄云是阴证，已服过参附三四剂矣。"名医曰："一身暖，手亦暖，面有红光，说话声音响亮，何得是阴证？一毫阴气也无，若再服人参、附子一剂，便要发狂了。"名医举方，用黄芩、花粉、竹叶、贝母、旋覆花、枳壳等项，撮药四剂。其令叔又谆谆向梅赓弟言："千万再不可吃人参、附子，再一剂必要发狂了。"

坦公弟令堂前有吐证，被此名医服黄连两年，致几番将死，赖余救之得生，故不信名医之言。又闻余断定是阴证，知药中黄芩、竹叶皆寒性，故将药四剂藏起，不肯予服。然病人闻名医及乃叔之言，亦不能无疑，早间服过理中汤一次，复渣药亦不复服。药力轻而阴寒暴长，是夜少腹痛不可忍。四鼓，着宸公弟来敲余门，起询其故，疑其必是误服名医之药矣。宸公往取原药来看，果实未服。余曰："是亦名医之误也。虽未服其药，闻其言而心遂疑，不服复渣，热药力轻，故尔有此。"

因予药一剂，用附子四钱，肉桂三钱，炮姜二钱，白术二钱，茯苓一钱，川椒八分，陈皮一钱，木香八分，加人参一两，令立刻煎服。次早视之，云夜来药到便煎服，服下痛便止，熟睡至天明。余仍照前用附子三钱，人参五钱，至夜又大发热，腹内必痛极。余曰："此腹痛将来必要下利，日利五七次不妨。伤寒书云：胃家实，秽腐当去故也。所谓实者，实邪凝聚，故必要从大便去也。"问："何以每至夜必发热，每发热反肚痛？"余曰："夜乃阴分，阴证至阴分必更狠，腹内阴气盛，则将虚阳逼出于外，故身外发热，所谓内真寒外假热也。所以发热反腹痛者，阳气尽逼出于外，则脏内纯是阴气所以作痛。痛已数日矣，明日必要下痢。"次日，一昼夜果下痢七八次，皆如败酱色，或间有红色。利渐止，腹痛亦止，惟小便尚未清。大凡阴证小便必黄赤色，甚者如墨水。盖寒入少阴，肾不化气，故小便停蓄不利所出无多，必是黄赤色。医家每以小便之黄白分寒热，杀人多矣。其时又有医见小便黄赤，谓是小肠经火，用木通、灯心、黄柏之类。

坦公弟将服此药矣，余闻之急奔至床前，执手语之曰："三告曾参杀人，纵不信亦信矣！独有余一人言是寒，三医皆云是火，无怪子将信而服之也。然而曾参必不杀人也，所告之言，必不可信也。此病必不是火，寒药必不可服也。若服彼一剂则前功尽弃，此后不复相见，惟有痛哭奉吊而已。"坦公曰："非余必要服此凉药，因想先生之药，服下觉停留胸膈间，不肯即下，胸膈总不舒畅，故欲试服此一剂看何如。"余曰："如此重证，药岂可漫试乎？尔自思，每剂熟附子三钱，尚觉停蓄不行，岂寒凉药反能宣通脏腑，开导胸膈乎？于今要速效亦不难，我另备一剂，即刻煎服，服此必舒畅。"因用生附子五钱，人参一两，其余姜、桂亦加重，仍加木香七分。次早往视之，自云昨药果佳，服下便觉胸前有一线温气行至下腹，胸前便觉舒畅，思粥食矣。余笑曰："何如？此证重极，如前每剂用熟附子三钱，尚觉不能过膈，必昨用生附子五钱，人参加一倍，且加如许热药，方有一线温气下行。设若一剂寒凉，岂可思议乎？"由是将生附子五钱，人参一两，连用五日，再将生熟附各半用五日，小便渐由黄而白矣。然后用熟附子五钱，又服五日，粥食渐多，再稍减轻，用熟附三钱，人参五钱，直服二十余日，共服五十余日，计用附子六斤方痊愈。（虚阳上浮例13）

原按：如此阴极之证，而三医皆认为火，藉非余认证独真，相与情切，岂能有生理乎？其后舍之令叔家，又接前之名医，语之云，先生前看舍侄，云是一团火者，后竟服生附子许多，服过附子五六斤方得痊愈。名医曰："此是他家福气好。"余闻之，细细思索，竟不知名医此语作何解。

4. 真热假寒

乙丑二月，休邑一程兄病伤寒已七八日。初起发热，恶寒，头痛。服表散药一剂，微汗热退。次日午间，复发潮热。至第五日，复请前医视之，云表邪未尽去，更用麻黄大发散，汗出如雨，汗后仍发潮热，时有汗出，渐觉神气不清。更一医，云发散太过，致汗多体虚，用参、芪、归、芍、枣仁、五味子等药补虚敛汗，而潮热仍旧，反加烦躁不安，妄见妄闻，说神说鬼。至第七日，忽昏晕倒地，手足冰冷。急延名医视之，云脉沉、手足冰冷乃阴证也，宜用附子理中汤。举方用人参一钱，附、桂各五分。有一令亲在旁云："既是阴证，又经七八日，恐非数分桂、附所能敌？"其医云："理当重用，但我不敢。今之能起此证，肯重用桂、附者，无如歙邑之吴某，盍请商之。"于是连晚着人来迎。

余次早往视，病人僵卧在床，口中喃喃，身子滚动不住，胸前微有汗，扪其腹甚坚硬，重按蹙额，似有痛状，抉口视其舌有黄苔。诊其脉果沉，按之却有力而数。语其家曰："此非阴证，桂、附不可用也。"其亲人忙问曰："脉沉，手足厥冷，汗多昏晕，非阴证而何？"余曰："晕倒非虚，手足冷非寒。脉沉而数，数而有力，并非阴脉。乃热邪入里，为阳明证。热极似寒，阳极似阴，故尔发厥，酷似阴寒之证也。"问病后曾大便否？答云："至今八九日未大便。"余笑曰："此热结在里，只一下之便愈。况初起发热头痛，明明是太阳证。若阴证，一起便直中三阴，断无初起是阳，后变为阴之理。"其亲人又问曰："先生所见，必然不差，但一剂下肚，生死关系，不得不细细请教。常闻伤寒病由三阳传入三阴，此得非阳证传入阴经乎？"余曰："非也。传经与直中不同，直中入三阴乃寒证，传经入三阴仍是热证。寒证当用桂、附以回阳，热证当用承气以存阴。阳不回固死，阴液涸亦死。仲景《伤寒论》云：阳明病，发热汗多者，急下之。又云：日晡所发潮热，不恶寒，独语如见鬼状，宜下之。又云：发汗不解，腹满痛者，急下之。今病人各症，悉如《伤寒论》所云，则其宜下也必矣，复何疑之有！"

为举方用生大黄五钱，厚朴、枳壳各一钱，黑栀子八分，木香七分，陈皮一钱，予药一剂。其家畏惧不敢用，仍接前名医来问之。前医至，见余辩论明透，乃揖余曰："先生真吾师也！昨认错矣，急宜服此药。"始肯煎服。仍不放心，要留余宿。余实不得暇，又念人命关系，不得已勉留一宿。病人服药后，便熟睡。醒后连下三次，自觉腹中舒畅，少饮粥汤。又睡至晓，人事清爽，病全却矣。（真热假寒证例1）

原按： 其令亲向余谢曰："再造之恩，铭感不浅。向来耳食，多以先生好用人参、桂附，今他人用人参、桂附者，先生却以大黄奏功，真是天上神仙，非凡愚所能窥测也。"余谢曰："神仙何敢当，但幸不为仲景先生之罪人耳。"相笑而别。

按： 吴氏虽以"好用人参、桂附"著称，此案据舌有黄苔，脉沉按之却有力而数，断为传经热证，用承气汤奏功。

第二节　真虚寒者，偏有假火

郑钦安对阴火（假火）的辨识独具只眼，此为其学术思想最精华的部分。单纯阴证其舌脉、症状是一致的，辨认起来并不困难。关键是阴寒内盛，格阳于外，导致内真寒而外假热者，多有惑众之处，以致误辨为阳证热证，实为"千古流弊，医门大憾"（郑钦安语）。"自然阴证人皆可晓，及至反常则不能矣。如身不发热，手足厥冷，好静沉默，不渴，泄利腹痛，脉沉细，人共知为阴证矣。至于发热面赤，烦躁不安，揭去衣被，饮冷脉大，人皆不识，认作阳证，误投寒药，死者多矣。"（《伤寒六书》）此处"自然阴证"当指纯阴之证，"及至反常"则指见有阴火之象。刘渡舟教授亦说："少阴寒盛之极则有格阳之变，而见反常之象，往往使人难以辨认。"

吴天士对此认识深刻，充满真知灼见："盖真虚寒者，偏有假火，人但见其为火而清之，清之不愈，又更一医，医又清之。必历数医，始转而就余，余直审其真者，而以甘温投之。""阴邪炽则孤阳浮越于上而面赤唇裂，此假火也。然舌虽红紫，其中有隐隐一块黑色，此则假火之中，究不能全掩其明寒之真象也。""此证若用一厘凉药便错矣。大概此种证，皆人所错认为火而以寒凉杀之者，我认为寒而以热药生之。"

临床上他对假火的辨认十分警惕，书中收有真寒假热案 37 例，包括虚阳上浮 5 例，戴阳 12 例，虚阳外越 3 例等，皆系阴证而误认为阳热者，其例数之多在历代医案中无出其右。"总之众人皆云是火，我不敢既云是火。"（郑钦安语）下面列举他对阴火症状的指认，有些足以补郑钦安所不逮。

1. 面赤戴阳

案中屡次记载："阴邪炽则孤阳浮越于上而面赤唇裂，此假火也。""此中寒证也，汗多，阳气尽发越在外，故大热面赤，乃假火也。""阳浮于上，所以面赤放光，口干作渴。肾中一线孤阳已令真寒逼浮于上，今惟用附、桂驱去真寒，引此孤阳复归宅窟，乃为正治之法。""一见病人面赤放光，心便惊惧，知其为阴证面色也。"

戴阳　丁卯三月，在潜口友人馆中赏花饮酒，汪君邀为其三令郎看病，索发散药一剂。余视之，一见病人面赤放光，心便惊惧，知其为阴证面色也。再为诊之，脉浮大有出无入，按之细如丝。余曰："此非表证也，即刻服参，尚恐汗出不止，不能收摄，奈何仍欲表散？若用表药，必汗出亡阳，人事昏乱，说神说鬼矣。今夜无从得药，药铺中无此药，索性明早自带药来用可也。"是夜，果大汗不止。

次早如约候之，开手便用附子三钱，人参四钱。服至第四日，痰中带血，其家惶惧。余曰："此乃寒痰即阴气所化，服热药，阴寒之气始能化痰而出，所以带血者，胃为多气多血之腑，痰出时偶黏滞胃中之血，非此证有血，丝毫无是虑也。"果少顷便不复有血矣。其胸膈仍滞，畏寒作呕。又加附子至四钱，人参六钱。服二七而热全退，稍进饮食，服二十余日而痊愈。（戴阳例3）

原按：此因汪揽思先生见余起阴证甚多，用药不畏，故能顺手用药，无掣吾肘，一直到头，中无变证，不过三七之期，遂得痊愈也。后岩镇令亲家闻此病是阴证，因质之镇中名医，名医力争云，阴证不发热，此发热何得是阴证？噫！内真寒外假热，何云阴证不发热？彼必以不发热为阴证，所以于发热之阴证俱作火治，不知医杀若干矣。

戴阳　辛未春，家子默患病数日矣。初系族叔祖圣臣为其调治。因其胸膈胀闷，遂认食滞，服消导药四剂，愈胀塞，且大热不退，圣翁邀余同往视之。见其面有红光，即疑其为阴证矣。诊其脉果浮大而数，按之无力，唇裂出血，而其舌却灰黑色。遂定方用附子二钱，人参二钱，炮姜一钱，白术一钱五分，陈皮八分，甘草三分，茯苓一钱，泽泻八分，木香三分，肉桂一钱五分。此剂药力犹轻，服之觉平平。

圣翁又来邀余视之曰："吾观此面色，似是一团火邪，且看其口唇红紫焦燥，且裂出血结为血痂，小便短而赤，脉又洪大，得非火乎？吾见先生用此药，甚畏之，请再为彼细细酌之。"余对曰："子默向从吾游，今待余情意又甚厚，吾何恨于彼，而故以反药害之乎？"圣翁曰："非此之谓也，恐或有错耳。"余答曰："吾治伤寒，从来不错……昨剂犹轻，故未见效，今再加重，连服三日，面赤必变黄，唇紫必退白，连服七日，小便必多而清。"因将参、附各加一钱，服之果如期而效，再略加减，服二十余日而痊愈。圣翁始叹服如神，自悔其用药几误，可谓虚心之至矣。今之明者，固不多见得，求如此之虚心者，尤不多得也。(戴阳例10)

按：郑钦安反复告诫："若虚火上冲（指阴火），后学懵然无据，滋阴降火，杀人无算，真千古流弊，医门大憾也。"千万不要误辨误治。

2. 舌尖红

文杏之子，甫四岁，发热三四日。始延幼科视之，用柴胡、防风、贝母、桔梗、天麻、陈皮、甘草、山楂，服二剂，不效，加减又服二剂，不效。乃往名幼科处视之，药用柴胡、黄芩、花粉、贝母、防风、荆芥、山楂、神曲。余为视之，其腹坚硬而热，知为食伤也。见方用荆、防既不对，而黄芩、花粉尤不宜。然女流不知药性，止之不得，遂连服药四剂并通套丸散，热仍不退，又往复加减，迁延将二十日矣，人瘦如柴。

余因思伤食发热已将二十日，人已弱矣。食若不去，热终不退，若去其食，脾已虚矣，不堪用下药。熟思之，先用六君子汤重加白术一剂，以安其胃气。然后用滚痰丸二分以下其宿滞，令姜汤服下。未几果吐出痰涎半碗，接连大解四次。二十日前所吃之物，俱未变化，尽皆解出。恐其日久脾虚下陷，仍续用健脾药一剂，人参三分，是夜热遂退。次日仍大解数次，后解出白冻，盖脾虚下陷矣。仍用六君子加重白术、扁豆，用参四分，夜复发热，五更出大汗一身，热方退，每夜必如此，人已瘦软之极，又加咳嗽，足立不起。人参加至六分，终无大效。视其舌灰白色，舌尖红如朱砂，盖脾虚之极也。恐其变生他证，用十一味异功散，内用附子三分，人参八分。连服四剂，热始退尽，亦不出汗，吐去痰涎若干，嗽亦止。舌苔退尽，其舌尖之红反变成红白淡色。照此方连服十余日而后能行，腹渐知饿思饮食，仍服十余日而复原。（伤食例5）

按：本案"伤食发热已将二十日，人已弱矣"。吴氏先用六君子汤，"安其胃气，然后用滚痰丸二分以下其宿滞"，系先补后攻之法。对舌灰白色，而"舌尖红如朱砂"，视为"脾虚之极"，颇具独见。后用十一味异功散，内用附子三分，热始退尽，而"舌尖之红反变成红白淡色"，说明见解正确。

3. 舌红无苔

案 翰林叶公迎余为其令弟诊视。其人二十五六岁，云自某日下午吃饭稍冷，是夜即发热，次日服发散药一剂，热不退。次日改用黄芩、黄连，共服四剂矣，热仍不退，亦未大便。今早忽尔若癫若痫，人事不清，不卜何故？余诊其脉却洪大，按之又觉有力，视其舌色，鲜红洁净并无苔。余甚疑之，暗自沉吟，据脉颇似热证，若是热证，服芩、连当有效矣，如何反剧？若是阴证，脉不当有力，舌当有灰白苔，今舌红、脉有力，又不似阴证。见病人伸一指，于床头边冰水碗中，略沾些许冰水于舌上点点。余因问病人曰："尔舌干乎？"病人点首。余曰："舌既干，何不将此碗冰水大喝几口？"答曰："怕吃。"余暗喜曰："此一语审出真情矣，此是阴证也。若是阳证真渴，冷水一饮而尽，禁之不得，岂知怕饮？此舌之所以红者，因服寒药已多，反从火化，故色红也。若是热证，则舌当有黄苔，或舌色焦紫，岂仅如此之鲜明红色乎？其脉之所以搏指者，至虚有盛候，真阳已竭，真脏脉现故也。"（戴阳例9）

按：本案发热，据脉洪大有力，舌鲜红无苔颇似热证，即便吴氏亦犯思量。却于"怕吃"冰水而看出端倪，"一语审出真情矣，此是阴证也。若是阳证真渴，冷水一饮而尽，禁之不得，岂知怕饮？”

4. 舌黑

虚阳上浮　绍文族婶，素有汗证，此次汗出如沐，发上皆淋漓如坠水状，人事昏沉。坐卧不安，心无主宰，汗出不辍，满舌黑苔。人多谓舌黑有火，吴氏云：“盖舌黑有二种，有火极似水而黑者，乃热证也；有水来克火而黑者，乃寒证也。”“如是火证舌黑，则当口唇焦紫破裂，舌粗有芒刺；今口唇白，毫无血色，舌虽黑却无芒刺，又不干燥，其为阴寒之象无疑。”因用“人参四钱，黄芪三钱，附子、肉桂各一钱，干姜七分，枣仁一钱，当归、熟地各二钱，五味子三分……服后即鼾睡，至三鼓方醒，醒时汗遂敛，舌黑退去一小半。又服复渣，直睡到晓。舌黑退十之七，汗敛十之八。”（虚阳上浮例5）

5. 口舌干燥

伤寒误清　桓若家叔，舟中感冒，服发表药，微汗热退，外感证已愈，惟饮食不进，胸膈不宽，想有食滞故也。“用黄连、石膏，服之愈剧，口干作渴，舌燥如锉，每日勉强饮米汤半碗，只喜食西瓜雪梨，日啖数枚。如此者四十日，吃过西瓜数十枚，雪梨二十余斤。”吴见其形容枯槁，瘦骨如柴。诊脉极浮极数，按之似鼓革。认为“其口舌干燥者，由过服寒凉，寒从火化故反似热。且以寒药夺其正气，气虚无津液上升，故舌干涩，切不可更服凉药”。认为此证仍要加重参、芪，再渐加桂、附以温中健胃方效。如法治之，舌转润，“见梨反畏而不敢食矣”。服药一月而起。（伤寒误清例4）

6. 唇裂出血

中寒　某仆人，患伤寒已半月。初起发热，先发表共五六剂，热总不退。更医见胸膈胀闷，日用枳壳、厚朴、神曲之类，更剧。今则唇紫燥裂出血。吴氏诊"其脉虚大浮软，按之全无，口唇虽裂出血，而舌苔灰黑滑润，面色亦复惨黑"。曰："此阴证也。"予附子理中汤，服二十五日而痊愈。（中寒例6）

7. 头面肿痛

临证所见"头面肿如瓜，颈项粗大锁住咽喉""头面肿大如斗"等症，俗医极易误诊为阳热，其实乃是虚阳上浮所致。

虚阳上浮　如治仆人来旺，"卧病六七日，头面肿大如斗，紫赤色，起粟粒如麻疹状，口目俱不能开。咸以为风热上涌，又以为大头瘟，服清散五六剂，绝不效。渐口唇胀紧，粥汤俱不能进口"。吴氏诊两寸脉浮而不数，两尺脉沉而濡。认为"此寒中少阴也，连日小便必少，大便必溏"，问之果然。用八味地黄汤兼用麻黄附子细辛汤，服一剂色退淡，略消三之一。再剂消去一半，能进粥食。除去麻黄、细辛，服四剂而痊愈。（虚阳上浮例5）

8. 阴躁

案中屡次指明："正气衰则虚阳出，亡于外而发热、发狂，乃阴躁也。""经云：误发少阴汗，必亡阳。凡中阴之证，必先入少阴，一用表散则孤阳飞越，乘汗而出，是以烦躁不宁，妄见妄闻，谵言乱语。""烦躁异常，并不发寒热之时，总只坐立不定，始请余视。诊其脉，浮大而数，重按全无，余心知是阴躁也。"均用温法治愈。

中寒　禹三弟，初起间日一发寒热，酷似疟疾，日服疟疾药，以为有名之病，不足介怀。至第九日，只觉烦躁异常，并不发寒热之时，总只坐立不定，始请余视。诊其脉浮大而数，重按全无，余心知是阴躁也，微语之曰："此阴寒证也。"因立理中汤一方，知其人不信是阴病，必不肯用附子，方上只写干姜、肉桂，药中暗投附子，诓意自行择去。又着人问云："今日已服截疟药矣，此药留至明日服何如？"余思已服截疟药，不知又是何等药？且又不肯信心，将来服药必无功，此药力尚轻，又择去附子，已无效矣。又加截疟药在腹，服之不安，反谓此药为害，因答曰："听明日服也罢，竟不服也罢，此病我不敢经手。"次日四鼓，余乘凉往万安街，黎明来请，余已去远矣。

是时服药便吐，乃请余先生予八味地黄汤，重加参，服下稍定。再接连多服，或可挽回。未几而接名医之子、名医之徒齐到。余下午归来，闻之叹曰："此人今晚必死矣。"人问何故？余曰："此二公原好用寒凉，凡病皆云是火，此证亦必以为火而投以寒凉，故知死数至矣。"少顷，探问之，果两人皆云火病，一用竹叶三十片，一用竹叶三十五片，余皆山栀、花粉之类，其家明白者，皆阻勿服。其内人云："二医皆同，必然不差，试服一剂，看何如？"才服得一盏，顷刻大发寒战，上灯时便气绝矣。浑身青黑，始知确是阴证。（中寒例9）

按：此症"烦躁异常""总只坐立不定"，似阳热之症，但是"诊其脉浮大而数，重按全无"，凭此而"心知是阴躁也"。名医之子、徒"两人皆云火病"，投用凉药，误人性命。

9. 假阳脉

"两手脉重按如丝，轻按浮数洪大，乃假阳脉也。"

戴阳　己卯三月，一舍弟希鲁，初病寒热，不头痛，面赤，医用发散药一剂，大汗不止，发热更甚，左腿上红肿一块，痛极，昼夜烦躁不安。第四日，邀余视之。

脉浮数无伦，按之如丝，面赤如朱，身如燔炭，口唇焦紫，舌色却灰白。余曰："此中寒证也。汗多，阳气尽发越在外，故大热面赤，乃假火也；两手脉重按如丝，轻按浮数洪大，乃假阳脉也。用附子理中汤，每剂用桂、附各二钱，参三钱，因有肿痛处，加当归、五加皮、牛膝各一钱，秦艽八分。服一剂，汗止，面赤全退，身热退轻，腿上红肿处走至脚下。如前方加参一钱，连服二剂，脚上红痛全消。再除去当归、秦艽、牛膝、五加皮，加熟地、山萸，渐减桂、附，服半月而愈。（戴阳例7）

按：此案戴阳，"两手脉重按如丝，轻按浮数洪大，乃假阳脉也"，为见地之论。"因有肿痛处，加当归、五加皮、牛膝各一钱，秦艽八分"，则系经验之法。

10. 肢体红肿

上案治希鲁舍弟，初病寒热，不头痛，面赤，医用发散药一剂，大汗不止，发热更甚。左腿上红肿一块，痛极，昼夜烦躁不安。吴视之，认为"腿上红肿处，乃阴寒欲寻出路，若不急急攻之，一溃便成流注"。用附子理中汤，加当归、五加皮、牛膝、秦艽。服一剂，汗止，面赤全退，身热退轻，腿上红肿处走至脚下。连服二剂，脚上红痛全消。

11. 小便黄赤，或如墨水

"大凡阴证小便必黄赤色，甚者如墨水。盖寒入少阴，肾不化气，故小便停蓄不利，所出无多，必是黄赤色。医家每以小便之黄白分寒热，杀人多矣。其时又有医见小便黄赤，谓是小肠经火，用木通、灯心、黄柏之类。"

伤寒误清 患者"小便甚急，欲出不出，短涩而黄，乃由气虚不化，停蓄许久而后出，小便必黄，不可以色黄而卜其为热也"。"依余用桂附温中之药"治之，"是夜小便长而清"。（伤寒误清例4）

按： 据小便黄赤辨为"小便停蓄不利，所出无多，必是黄赤色"，见识高超。

第三节　精通伤寒，明辨中阴

吴天士自谓："余于伤寒一证，从无丝毫错误。""吾治伤寒，从来不错。"可见其对伤寒十分精通。

一、凡治伤寒，须分表里

吴天士治伤寒积累了丰富经验，认为"凡治伤寒，须分表里"。这是首要原则，表里不可错认，"二者悬殊"，"有天渊之隔"，对此他反复对比论述：表证属阳属热，宜表散，然用药不过一二剂，汗出热退，病寻愈。里证属寒属阴，宜温补，须多服方收功。有由表而入里者，为传经热邪，宜清解以存阴。若不由表而直入里者，为直中阴证，宜温补以回阳。此一表一里，一阳一阴，一热一寒，有天渊之隔。

1. 表证

发热恶寒，恶风头痛，身痛目痛，腰脊强，鼻干不眠，胸胁痛，耳聋，寒热呕，脉浮而大，或紧或缓，皆表证也。

2. 里证

不恶寒，反恶热，掌心腋下汗出，腹中硬满，二便不通利，腹痛腹鸣，自利，谵语潮热，咽干口渴，口苦舌干，烦满，囊缩而厥，唇青舌卷，脉沉实，或沉细，皆里证也。(《宝命真诠》)

二、分清阴阳，对比论述

1. 阳证

身动气高而喘，目睛了了，呼吸能往能来，口鼻气热，面赤唇红，口干舌燥，谵语，能饮凉水，小便赤，大便闭，手足温，指甲红。阳毒则邪热深重，失汗失下，或误服热药，舌卷焦黑，鼻中如烟煤，咽痛，口疮赤烂，发斑发狂，脉洪大滑促。阳毒五日可治，六七日不可治。

2. 阴证

身静，气短少息，目不了了，鼻中呼不出、吸不入，水浆不入，二便不禁，面如刀刮，色青黑，喜向壁卧，闭目不欲见人，鼻气冷，唇口不红，或青紫白色，手足冷，指甲青紫，小便白，或淡黄，大便不实，按重无大热。若阴重者，冷透手也。阴毒则腹中绞痛，或头痛眼睛痛，身痛如被杖，体倦怠，不甚热，四肢厥冷过腕，额上手背有冷汗，虚汗不止，郑声呕逆，脉沉微。此由肾本虚寒，或伤冷物，或感寒邪，或过服凉药，或汗吐下后，变成阴毒。阴毒二三日可治，四五日不可治。

3. 阳证似阴

阳气亢极，郁伏于内，及见胜己之化于外，故其症反身寒，四肢厥冷，热极发厥，有似于阴也。然大便必秘，脉必沉滑。沉滑者，阳脉也。此火极反兼水化，似阴而实非阴证也。若误投热药，则危矣。

4. 阴证似阳

或寒邪直中，或服凉药攻热，太速太重，或肾本虚寒致冷，甚于内逼，其浮阳于外，故见症反烦躁面赤，戴阳，身微热，咽痛烦渴，脉或浮虚而大，有似于阳也。然大便泻，昏沉多睡，身热反欲得衣服，口燥不渴，指甲唇青黑，而脉则沉微。沉微者，阴脉也。即脉浮大者，重按亦必微。此阴极则发燥，故显诸阳症，而实非阳证也，乃寒极而兼热化者也。若误投冷药，则立毙矣。

5. 阳盛拒阴

身寒厥冷，而脉则滑数，犹之阳证似阴也。俱宜白虎、承气、解毒等汤。

6. 阴盛格阳

微热烦躁，而脉则沉细，犹之阴证似阳也。俱宜四逆、理中汤、霹雳散。

7. 阳厥

先从三阳受病，发热头痛，而后传入三阴血分。热结失下，致热邪深重，变出四肢厥冷。然乍温谵语，发渴，扬手掷足，不恶寒，反恶热，脉沉有力，此传经热证。热极发厥，为阳厥，犹之阳证似阴也。热微厥亦微，宜四逆散。热深厥亦深，宜大承气汤。若误认为阴厥而进热药危矣。

8. 阴厥

由寒邪直入三阴，病初起，原无身热头痛等症，即恶寒四肢厥冷，直过膝腕，引衣蜷卧，不渴，或腹痛吐泻，或战栗，面如刀刮，口吐涎沫，脉沉迟无力，此直中阴经真寒证，为阴厥也。轻则理中汤，重则四逆等汤。(《宝命真诠》)

9. 热证

传经热邪。口燥舌干，渴而谵语，便实，急下之，六一顺气汤。大黄、芒硝、厚朴、枳实、甘草、黄芩、白芍、柴胡，即三承气汤，量轻重选用。

三、内伤外感，治分宵壤

吴天士服膺东垣学说，对内伤外感的鉴别十分重视："读东垣先生书，而叹其分辨内伤、外感之功为至大也。夫内伤、外感为人生之常病，然治之不当，常也，而变异出焉矣。是以先生分别详明，以为日用常行之理。其奈业是术者，有书不读，读之不解，仍然混施误治，以夭殃人命。然以外感而误作内伤治者少，以内伤而误作外感治者多，犹之伤寒以阳证而误作阴证治者少，以阴证而误作阳证治者多，总以见热便发散故也……余确遵先生之教，每于内伤证误治至困者，或内伤亏损以濒于危者，审之真而施之当，无不应手见功。"

"内伤者，凡饮食劳倦、七情六欲之伤，诸属于内者也。内伤之与外感，治分宵壤，而见证每多相似，治一差误遗患非轻，东垣辨之甚患。如一脉也，外感则人迎脉大于气口，内伤则气口脉大于人迎。均之寒热也，外感则虽厚衣烈火而不除，内伤则得温暖而即解；均之头痛也，外感则连痛而不休，内伤则乍痛而乍止；外感则手背热，内伤则手心热；外感则鼻塞而不通，内伤则口变而无味；外感邪气有余，故发言壮厉，或先轻而后重，内伤元气不足，故出言懒怯，或先重而后轻。大都外感为有余之症，内伤为不足之症。而于内伤之中，又分饮食伤为有余，治宜枳术丸。劳倦情欲伤为不足，治宜补中益气。须审脉辨证，了然无疑，而后施治用药庶无误也。"（《宝命真诠》）

下面举其内伤案例，尽显温补风格。

劳倦内伤

庚午夏日，在都中。翰林李讳楠，一掌书记（全名节度掌书记，七品官，类似机要秘书）家人，患病十余日。初因远行辛苦，又吃冷面，遂发热，医家便用大发散数剂，汗出不止，热亦不退，又用黄芩、花粉数剂，腹中胀，汗愈多。有六七日，两眼直视，眼皮不能夹下，昼夜昏聩，人事不清，语言乱杂，通身冰冷，冷汗淋漓，李公投刺请为视之。前医人又至，仍要用黄连，尚云可包无事。

余诊其脉极迟软，惟寸口稍弦大，六脉浮空，询知如前病状及屡次所用之药，不觉叹曰："医本生人，今反杀人，信有然也。此初由劳倦内伤，又吃冷面，加以饮食内伤，只温中消导，使食化之后再加以调养气血，不数剂可痊愈。奈何狠用表散之剂，使劳倦之体汗出不止，元气尽出，心液尽空；又用清凉之剂，更令克削真元，而冷食愈凝结不化，所以不能饮食，汗多神不守舍，妄言妄语，魂不归肝，目睛不闭，不能成寐也。"予药一剂用人参五钱，附子三钱，肉桂二钱，炮姜一钱五分，陈皮八分，白术二钱，神曲一钱，木香五分，当归二钱。嘱之曰："此病极重，今药剂甚大，须煎三遍服，第三回复渣仍有力也。"其家人会错意，将头渣药分作三次服，则药力轻矣，然服后亦闭目稍睡。

次早起床，往外直走，要回南去，着人扯归，复来索药。余曰："此由汗多神不守舍故耳。"仍照昨方加山萸二钱，枣仁三钱，五味子三十粒，黄芪三钱，人参仍用五钱，嘱其丝毫不可少。如法服之，熟睡至天明。醒起人事清爽，告以昨日昏乱之状，自觉惭愧，大便随利，饮食顿进。再只用人参二钱，前方去木香，余悉减轻，调理数剂而复原。（劳倦内伤例2）

原按： 此内伤之兼乎饮食劳倦者，治不得法，愈医愈坏。治之得法，亦不难一二剂奏效。鳞潭家叔因叹曰："由此观之，医道诚易而难，亦难而易也。"

己卯春，里中一仆人，原名百祥，因连日奔走，空心出门，夜有潮热，此不过劳力所致，遂被医人发散数剂，愈发散愈发热。一日往岩镇，于路亭中大吐一番，昏倒在地，家人抬归。前医又云是火，用黄芩、栀子一二剂。身愈热，汗愈多，人事昏乱，语言谵妄，昼夜说鬼。其主人嘱其妻来请救于余。

余为视之，嘱其自向主人求参。每日用参三钱，黄芪二钱，附子、肉桂、白术各一钱五分，炮姜一钱，枣仁二钱，当归二钱，山萸二钱，陈皮一钱，炙甘草三分。服二剂，热退汗敛，人事清白，一身作痛。再加五加皮一钱，川芎五分，参减一钱，附减五分。服十剂而愈。（劳倦内伤例3）

按：此亦饮食劳倦所致内伤，用方有归脾汤意，唯加了附子、肉桂以补火生土。

本府别驾沈公夫人，素贤而能。丙寅春日，产后甫一月，体未复原，便勤劳家政。忽昏晕不省人事，又呕吐，发寒战，夜则发热。迎余至，问是疟？是感寒？余诊其脉，轻按浮大，重按涩小无力。答曰："非疟亦非风寒，此由劳倦内伤，气血不足，脾胃虚寒。"用八珍汤，内用人参二钱，加炮姜八分，半夏八分，肉桂八分。服二剂，呕止，寒战不发，夜间但微微潮热，腰背俱痛。复往候之，如前方将人参加一钱，当归用三钱，炮姜换作黑姜，加川芎六分，五加皮一钱。再服四剂而痊愈。（劳倦内伤例8）

石桥一族叔，字于民。戊辰夏月，在景德镇抱病已久，软床抬归，家飞卿叔翁甚关切，代迎余诊视。其脉虚浮按之涩滞。缘生意劳苦，兼之忧心，渐至神情昏乱，语言错杂，饮食不进，数十日未得闭目一睡，断为劳倦内伤证也。用十全大补汤，内重用当归，外重加枣仁、五味子，用人参二钱，元眼肉七个。飞翁急代觅参，煎药服过。有医人力言有火、有痰，不可用参，谤议方未已，而病人已熟睡矣，此数十日来未有之事也。自上午至薄暮睡尚未醒，以数十日未得睡故也，睡之甚熟甚长。病人睡醒，人事顿清，饮食多进，举家方放心。次早，飞翁往候，忙出迎接，称感称谢，诸症顿却。（劳倦内伤例 5）

长龄桥同学郑君之长令郎，向客汉江，因劳倦内伤致体虚脾弱。在汉口虽服人参而他药多杂，故不能取效。回宅调治，又遇好用寒凉之医，竟用黄连，初服未见其害，便以为功，多服渐令脾虚胃寒，胸腹胀闷，不能饮食。复往汉口，汉上医家使用枳壳、厚朴、山楂、神曲消导之药，觉腹中略松，遂谓只宜消导，不可服参、术补脾之味。然已数月，不能吃饭，每日只清粥数碗，人已消瘦。

五月初旬，就诊于余。两关脉不起，右关脉更沉，重按至骨始有依稀一线。询知所服皆如前消导之药，且云一毫参、术服不得，服之即胀。余告之曰："脾胃虚寒极矣，岂有长年服消导药能长气血、保寿命者乎？他医谓不可服参、术，余单要用参、术。"答曰："前服白术数分，腹中便作胀，用人参数分便发火。"余曰："用之不善，配合不当，或有此弊。若余用参、术，愈服愈宽，必无胀闷之虑。"遂以六君、归脾合用加减。初剂姑用参数分，服之安。又加数分，又安。待其无疑矣，然后加肉桂，重加参，服之渐能食饭。服月余而饮食多进，面部生肉。再为定丸方，八味地黄加木香、破故纸，煎剂则为参、芪、归、术、炮姜、肉桂、陈皮、茯苓、枣仁。煎、丸并用，由是复原。

（劳倦内伤例7）

四、法遵六经，赏用经方

吴天士治三阳证奉仲景为圭臬，太阳证多用羌活冲和汤加味，很少选用麻黄汤、桂枝汤，但治阴证兼见表证时，有时加麻黄、细辛，太少两感证则径取麻黄细辛附子汤。阳明证用白虎汤、承气汤，少阳证用柴胡剂，悉遵六经法度。

1. 伤寒误补

壬戌年五月，余在程元音兄宅中。汪扶老盛使名有旺来求治，云腰背痛极，已经七日。携前医之方来看，云是种作辛苦，肾虚血虚。其方系杜仲、续断、当归、秦艽、白芍、枣仁之类，已服过六剂矣。余诊其脉洪数而紧，大惊曰："此感寒证也，奈何用此种补药？而又用枣仁、白芍酸敛之味，寒邪如何得出？"病者曰："发热七昼夜未退，头尚痛，日内腰更痛极。且病发之日，曾经梦遗，若是感寒得无是阴证否？"余曰："非也。"急用羌活冲和汤，又虑其连服六剂补敛之药，恐表不出汗，更加麻黄八分、桂枝三分。一剂服下，是夜臭汗一身，热退身凉，诸痛尽止。（伤寒误补）

按：此症本是太阳风寒表证，前医不识，误认"肾虚血虚"，用药补且兼滋，敛邪不散，致使发热不退，头、腰更痛。吴氏以解表为治，急用羌活冲和汤，一剂服下，汗出一身，热退身凉，诸痛尽止。因恐表不出汗，更加麻黄八分、桂枝三分，亦属仲景章法。

羌活冲和汤实即九味羌活汤，善治春夏秋季感冒，方出《此事难知》。

2. 少阳胁痛

癸亥秋月，一女人年过七旬，患感寒，有汗。服羌活、防风，汗愈多，热不退，头痛面赤，左胁痛。更一医，见汗多用平补药，更剧。又更一医，见胁痛呻吟之状，谓是搠胁伤寒，且年逾七旬，不治矣，竟不用药而去。始求余诊之，脉弦紧。余曰："此少阳证，可无虑也。"予小柴胡汤一剂，用参五分。病家畏惧，云："伤寒不可补。"余曰："非补也，藉参主力以和解半表半里之邪耳，此是古人制方之意，缘今医家畏用人参，又不解古人制方之意，故用此汤必除去人参，抑知有当除者，有不当除者。如此七十老人，大汗数日，断不当除者也。"力为辨析，始依余服一剂。当夜诸症尽愈，始称余为神。余笑曰："我何敢自居为神，当不肯使人为鬼耳。"（少阳胁痛）

按：此症发热有汗，胁痛，吴氏按脉弦紧，定为少阳证，予小柴胡汤一剂，当夜诸症尽愈，遵仲景六经之法，用仲景之方。

3. 热入阳明

乙丑夏月，里中一族叔，因下池塘洗澡，遂成伤寒，已服表散药，汗出热退，头痛等症俱止矣，惟胸膈不甚舒，不安神。越二日，复微热，常有微汗，口作干，烦躁不安，才睡倒又立起，才坐起又睡倒，如此三四日，未得安眠一刻。

余诊其脉，寸脉独浮软，余脉俱数而不浮，断为余邪入里，当用白虎汤。但前已大汗，今肺脉浮软，仍复汗出不止，须入人参。遂予人参白虎汤一剂，内用石膏五钱，生地三钱，丹皮一钱，知母八分，黑栀子八分，生甘草五分，五味子二十粒，人参二钱。煎成一碗，才服得半碗，病人便觉困倦要睡倒，一睡倒便睡熟，鼾呼半日方醒。醒来前症顿释，遂索粥食，一夜

安眠，仍剩有药，亦不复用矣。（热入阳明）

原按： 次日，其令尊圣邻叔翁来谢曰："先生之神，何至此极也！昨药只煎起头渣，头渣又只服得一半，遂将数日不安之症立刻冰释。吾闻有一剂立效者，未闻有半剂之半即痊愈者。神矣！神矣！"

4.太少两感

庚午秋，大司马李公家有一西席，亦欲应试。而忽大病，浑身壮热非常，却畏寒穿棉衣，头不痛，惟腰痛。虑不得与试，急迎余视之。其脉浮软，按之甚细。余思：此脉非阳脉也，发热喜棉衣，非表热也；头不痛，无阳证也，腰痛是肾病也，此为寒入少阴无疑矣。切告之曰："此证须用药得法，万勿轻用寒凉，非寻常感冒可比。"余回寓，急备麻黄附子细辛汤一剂，予家人携去。楞香家叔问是何病，用何药？余答曰："此伤寒初入少阴，故需麻黄附子细辛汤，驱少阴之寒，今用之早，用之当，一剂可愈，尚能入试。稍一错误，不但不能入试，且有性命之忧。今只予药，不曾写方，彼若见方，必疑而不服，反误事，所谓可使由之，不可使知之也。"

次日轿过李府前，专人询之，病已痊愈，即收拾入内城乡试矣。（太少两感）

原按： 此症壮热非常，却又畏寒穿棉衣，断为太少两感，"非寻常感冒可比"，予麻黄附子细辛汤，认证准确，用药精当，一剂即愈，确保了病人参加考试。

五、明辨中阴（中寒），桂附救误

伤寒与中阴（亦称中寒）是两种病，不可混淆，吴天士对此辨之最明："伤寒为传经阳证，中寒为直中阴证，二者悬殊，无如世俗不能辨认，概名之为伤寒。是以一遇阴证，但曰伤寒，亦以治阳证之法治之，表散不愈，继以苦寒，殊不知阴证一服苦寒便不能救。医人于此为最毒，病人于此为最惨。不肖目击心伤者久之，故独于此道细心探讨，辨之最明，疗之最众……但能于伤寒中辨其为阳为阴，而施治各当焉，夫亦可以告无过矣。阳证误治，犹可救，阴证误治，便不能救，故集中所载阴证较多，要皆人所误认，几几误杀者也。"

下面欣赏几则中阴案例，吴氏均以附子理中汤加味救治，桂附可以说必用。

1. 中寒

庚辰七月，汉口盐店方君，其一管家至余寓求诊视。自谓感冒发热，诊其脉浮大无力，舌色灰黑。余曰："此非感冒，乃阴证伤寒也，依我用药，可保性命，若照镇中诸医，先发散，次寒凉，不数日即难保矣，此直中阴经，非儿戏也。"即予理中汤，每剂用附子、人参各三钱，余皆半夏、陈皮、炮姜、肉桂、炙甘草、茯苓、泽泻。服七日，热始退，以其下人，参力不能多，加黄芪三钱，服二十日而后汗敛，进饮食，服一月而后愈。（中寒例3）

原按：若就汉镇诸医，又是九味羌活汤，继以芩、连、石膏、大黄，有死无生矣。

戊寅七月，一族弟卫山，初病发热，用表药二剂，热不退。更医用麦冬、花粉，更加寒战、呕吐，面色手指俱黑，始畏而请余视。两手脉俱伏，舌纯黑。余大惊曰："此中寒阴证也。"急予理中汤一剂，用人参三钱，附子三钱，肉桂一钱五分，炮姜一钱，白术二钱，茯苓、泽泻各一钱，陈皮八分，半夏一钱，吴萸五分。服一剂，热退，冷汗出，脉稍现。是日仍大寒战，后复发热，其家皆云疟疾。余曰："此病似疟疾，却不是疟疾，切不可作疟治。此阴寒之极，故发寒战，谓之发厥，厥后回阳，故复发热。若不复发热，则是纯阴无阳，不复能生矣。昨剂药力虽重，奈病势更重，药犹不能敌病，今如作药，一日须服二剂。"于是每日共用附子六钱，人参八钱，姜、桂各四钱，余悉同前方加一倍，连服五日，寒战退尽，始单发热，再减去一剂，每日只服一剂，又服七日，而热尽退，再服半月而复原。（中寒例5）

按：此案本系中寒，因见发热，前医初用表药，继而滋补，俱属误治。吴氏诊脉两手脉俱伏，舌纯黑。断曰："此中寒阴证也。"急予附子理中汤加味，一日二剂，挽回败局。

2. 呕吐

庚午在都中，于六月十七日，家叔署中一查先生，忽大吐，先吐食，后呕吐黄水，冷汗直淋。急为诊之，六脉浮大无伦，按之谿如，此中寒也。急用附子三钱，姜、桂、术各二钱，茯苓一钱五分，炙甘草三分，陈皮、半夏各一钱，人参五钱。正欲煎服，渠宅昆玉叔侄作宦在京者，多交相劝阻云："切不可服此药，如此暑热天气，如何服得如此热药？呕酸吐黄水，乃一团胃火。"查先生又专价问余，余曰："依我之见则生，依诸公之见则死，无他说也。"查先生亦见余曾有屡效，遂却众论，将前药煎服，吐止汗敛，反畏寒矣。依前方每日附子三钱，参五钱，服十余日而起。（中寒例7）

按：暑热天气，呕吐频仍，容易误做胃火。吴氏诊之六脉浮大无伦，按之谿如，断为中寒之证，亦予附子理中汤加味治愈。

3. 阴证误滋

辛巳夏日，潜口汪玉依兄，发热头痛，服表药六剂，汗多，热不退。余视为劳倦内伤，服八珍汤，用参二钱，热立退，再剂痊愈矣。

越十余日，复来余馆就诊，云大发热，胸前胀，腰痛作呕，脉浮大，按之无根，舌色灰黑。余惊曰："此中寒证也。"即予理中汤二剂，用附子、肉桂各一钱，白术一钱五分，陈皮、茯苓、半夏、炮姜各八分，甘草三分，泽泻八分。初起故轻用，服二剂，热减，膈稍宽。复视之，将前药各加半倍，加人参二钱，服之更效。嗣是六七日，不复赐教。

七日后忽复来迎，余视其面色惨黑，形状狼狈。诊其脉短小涩细，胸腹不惟胀而且痛，腰更痛极。余不觉大惊曰："相别数日，何遂使之阴盛阳衰，至于此极也？"答云："某日请教某先生，云是阴虚，桂、附万不可用，只用六味地黄汤加龟板、人参。"余曰："阴寒之证，复济以阴药，安得不令元阳绝灭乎？虽是滋阴之味，不比芩、连之苦寒，然如此阴寒之证，亦不堪耽搁五六日不用桂、附，使阴气日长也。"余为之惊惧，不敢轻易用药。

荆含兄极力劝用药，不可再缓。余亦思相与情深，何忍恝然？只得以峻剂挽回于万一。每日嘱用二剂，每日共用人参六钱，附子五钱，肉桂四钱，炮姜三钱，川椒一钱，白术四钱，半夏二钱，炙甘草三分，陈皮二钱，茯苓二钱，泽泻二钱。两日连服四剂，胸膈稍开，腰仍痛，加破故纸、木香、山萸，余照前方，仍是每日二剂，面色始开亮，腰痛亦止。（阴证误滋）

按：此案发热，以脉浮大按之无根，舌色灰黑，判为"中寒证"。俗医不识，误用滋补，其症反复加重，幸得吴氏力挽败症，予附子理中汤加味每日二剂，方入坦途。

第四节　欲得病情，必须审脉

经云："切而知之谓之巧。"吴天士辨证认病，最重脉诊，"独是微妙在脉"，对脉诊下了很多工夫。"研究《内经》之《脉要精微》《平人气象》诸论，并参究王氏之《脉经》，崔真人之《举要》及家鹤皋先生之《脉悟》，李士材先生之《诊家正眼》。静夜思之，思之不得，尝达旦不寐。如是月余忽觉鬼神来告，而于诸脉之呈象、主病悉洞然于心，而了然于指。试一按脉询病，如取诸其环；辨证用药，如桴之应鼓。亲友见之且信且疑，初亦不敢尝试，往往有疾日就危，医穷气索者，召余治之，辄霍然起。屡试皆然，始相叹服。"他说："凡治病，须得病情。欲得病情，必须审脉。""从来症之疑似难决者，于脉决之。"他"能出独见于群流之上，奏奇效于转睫之间"，仗的是高明的脉诊功夫，兹举验案几则：

1. 虚阳外越

壬戌春月，佛岭僧人松石，患伤寒十日矣。初起大泻三日，后始发热，服表药热不退。连服三日，汗出如雨，昼夜不止，发寒战。转而为大小便闭，饮食不进，不能成寐。凡经九日，濒于危矣，迎余治之。

视其所服之方皆黄芩、枳壳、元明粉、木通、泽泻之类，盖欲通其二便也，而二便愈闭。诊其脉浮大虚软，重按细如丝。余曰："此虚阳外浮，阴寒内伏之证也。若用此种药通二便，再十日亦不得通，惟用姜附则立通矣。"遵仲景以真武汤敛阳制阴之法，用附子、黑姜各五分，人参一钱五分，黄芪二钱，白术、茯苓、枣仁各一钱。服下，安卧汗少，至半夜而小便通矣。初解出黑汁碗余，次便黄，次长而清，遂知饿食粥。余谓小便既通，大便自然亦通。因汗出亡津液，故大便闭，补养一二日，俟津液内润自然大解，一毫劫利之药不可用。

越两日，照前药加沉香五分，服二剂大便亦微通，汗全敛，食渐多，神气爽朗，脉和平有根，万万无虑矣。无如二阴之间出有一毒，至此日溃出脓血。盖此僧素有坐板疮，将病之前有人教以水银、雄黄熏法，疮果立愈。旋发一毒，乃疮闭之故。余再四嘱之曰："汗出大伤元气，疮毒又复出脓，人身气血几何堪此亏耗？即治毒亦惟参芪托里，切不可用清凉解毒药，重伤真元，为一指而失肩背也。"余仍予前药服之，神气渐旺。（虚阳外越例1）

按： 此症汗全敛，神气爽朗，后坐板疮复溃脓血，告以汗出大伤元气，治惟参芪托里，切不可用清凉解毒药，因此仍予前药服之，神气渐旺。此所谓"内证愈而外疽无所附丽也"。

2. 疸证

甲子秋月，潜口汪树人兄患疸证。目珠及面上、通身皆发黄，胸膈不宽，饮食不进，背恶寒，两关脉弦细。余曰："虽疸证乃阴疸也。不可照寻常治疸用清热利湿之药。"余用附子理中汤加肉桂、茯苓、泽泻、茵陈、木香、陈皮。服二剂，胸膈宽，能饮食，黄色退其半。再照前方，去木香，服三四剂而痊愈。（疸证例1）

按： 此症黄疸，两关脉弦细。故曰："虽疸证乃阴疸也。不可照寻常治疸用清热利湿之药。"用附子理中汤加味而愈。

3. 真热假寒

丁卯二月，里中一仆妇，患伤寒已服发表药，汗出热退矣。次日复热，热亦不甚，遂服清热药数剂，绝不效。渐至烦躁，胸膈胀闷，浑身壮热，而手尖独冷。更一医，谓是阴证，欲用附子理中汤，不敢骤用而请质于余。

余诊其脉极沉，然沉而数，数而有力。视其舌有黄苔，有芒刺。问其大便，有八九日未解。余曰："此热证，非阴证也，脉沉者，热结在里耳。以通身热，手尖冷，辨为阴证固矣，然阳证亦有手冷，且冷过腕者，何以辨之？又当辨之于舌色，辨之于脉。此证脉沉数有力，而舌有黄苔，故断为热结在里。当予三承气汤酌而用之。若徒用清润之味，不能救车薪之火也。倘误以为阴，而误用参附则立危矣。"余因用大黄五钱，黄连五分，厚朴、枳壳各一钱，陈皮八分，木香五分。前医犹力阻勿服，余力劝其服。服后连下三次，热遂退，手温，膈宽，知饿进食，安眠，不复服药矣。（真热假寒例2）

按：此症烦躁，浑身壮热，而手尖独冷。一医谓是阴证，欲用附子理中汤。吴氏诊其脉极沉，然沉而数，数而有力。视其舌有黄苔，有芒刺，辨为阳明热结，予承气剂下之而愈。

仇村一黄兄，在休宁县前开店，以刻字为业。癸酉春，余进休宁县，必从黄兄店前过，忙请入店中，为彼诊视。云："发热已七日矣，初服防风、羌活发表药二剂，热未退。至今一身仍时时发热，头常痛，胸胀气促，额前常有冷汗，手冷过腕，医人皆谓是阴证，要用附子，已备有干姜、附子等项药一剂，未敢服。恰见先生轿来，敢托酌之，果是阴证否？当用附子否？"

余诊其脉果沉，然沉中带数，数中有力，舌干燥、有黄苔。问："二便利否？"答曰："小便短少，七八日未大便。"余笑曰："诸医皆怕附子，此证正当怕者，而又要用，何也？此表证未除，里证又急之候，乃属热证非寒证，阳证非阴证也。论理该今日仍用表药一剂，尽去其表邪，明日再用下药一剂，则表里尽除，渐次有法，奈我今日即归，不能在此羁留，只得作一剂予尔服罢。"遂予大柴胡汤一剂，内用大黄五钱，柴胡二钱，干葛一钱，川芎八分，陈皮一钱，厚朴八分，木香六分，木通、枳壳各八分，姜三片，嘱令即刻煎服。

余进县，约留两个时辰，出来仍从黄兄店前过。试入视之，黄兄正卧在床，见余至，忙立起，笑而称谢曰："先生之药，真是灵丹，服后即睡一觉，醒来腹中作痛，遂连泻二次，甚多，腹内顿宽，知饿，吃稀粥一碗，通身大汗，汗出热退，头痛、浑身胀痛俱痊愈矣。"复为诊之，脉已和缓，可勿药矣。（真热假寒例4）

原按：人皆议我好用附子，今则人皆要用附子者，而吾又独用大黄，不又将议我好用大黄乎？

第五节　善于思辨，独创新见

医学需要发展，需要创新，否则就可能裹足不前。因此一个医家有没有创新之论，是衡量其学识水平的重要标志。吴天士以儒治医，长于思辨，勇于探索，"证有疑难，精思详审，独出其学识以发药，卓卓乎不随庸众之见"。他提出许多个人见解，甚至可以说是创新，足以垂留后世，举例如下。

一、服药内伤论

吴天士很推崇东垣学说，然东垣论内伤，只谈及饮食内伤、劳倦内伤，未有所谓服药内伤者。吴天士从实践中深切认识到服药内伤很常见，而且"病伤犹可疗，药伤最难医"。对服药内伤体会颇深，"误药杀命甚于无药救命"，因此他特别在饮食内伤、劳倦内伤之外另立"服药内伤"病名，并附以自己的3个案例，以示其对此病的重视，"愿服药者慎之，用药者尤慎之"，补充了东垣内伤学说的含义。

1.服药内伤

黄兄朗令，余内戚也。戊辰年六月自汉口归，是时酷热非常，病人之畏寒更非常，在汉口服药不效，归而服药又不效，始请余视之。彼坐极深房内，门窗俱紧闭，身穿重棉袄袍，又加以羊皮外套，头戴黑羊皮帽，将两边帽扯遮两耳及面，每吃饭则以火炉置床前，饭起锅热极，人不能入口者，彼犹嫌冷，极热之饭，只连扒数口，忙倾红炉锅内复热，每一碗饭须复热七八次而后能食完。余摇扇至房门口，彼坐处离房门一二丈地，见人摇扇即忙摇手止之，若即有风入彼体中。

诊其脉，浮大迟软，按之细如丝。余曰："此真火绝灭，阳气全无之证也。"方少年阳旺之时，不识何以遂至于此？细究其由，乃知其尊翁误信人云，天麦二冬膏，后生常服最妙。翁以爱子之故，遂将此二味熬膏甚多，嘱乃郎早晚日服勿断，朗令兄遵服二三年。一寒肺，一寒肾，遂令寒性渐渍入脏而阳气寝微矣。是年春渐发潮热，医人便云感冒风寒，予羌活、防风、柴胡、干葛之类，服之热不退。则云风寒未尽，愈令多服，直服发散药二十余剂，汗出不止，渐渐恶寒。又有医确守丹溪先生热伏于内之教，用黄连、花粉，因之恶寒以至此极也。

则余断为火灭阳衰也，确不可易矣。因索其所服诸方阅之，悉皆贝母、丹皮、地骨皮、百合、扁豆、鳖甲、葳蕤之类，内只有一方用人参五分、肉桂三分，便共推为识高而胆大者矣。余笑曰："昔贤喻以一杯水救一车薪之火，今犹以一匙水救十车薪之火也。今以纯阴无阳之证，急投重剂纯阳之药，尚恐不能回阳消阴，而以一星之火，熔一河之水，何能得也？"余为定方用人参八钱，附子三钱，肉桂、炮姜各二钱，川椒五分，白术二钱，黄芪三钱，茯苓一钱，当归一钱五分，川芎七分。服四剂，头上去羊皮帽，易为毡僧帽。身上去羊皮袄，单穿棉袄矣。又服四剂，并去棉袄穿夹袄，亦有时穿单布褂矣。口中食物仍怕冷，但较前稍好。因觅胎元制丸药，以八味加减，又另用硫黄为制金液丹，每日如前煎方，加熟地、山萸，略减轻参、附。服一剂，服胎元丸药六七钱，金液丹二钱，计服百日而后愈。（服药内伤例1）

原按：至次年春，人事健旺，不无放恣，不谨慎，忽又大复，急如前药服之而愈。共服过胎元三个，硫黄半斤，至参、附则不可数计也。如此证，阳已全无，去生不远，若守定伏热之成法而概施以寒凉，岂不杀人如反掌耶？所以凡看病须看得四面玲珑，不可执着一面也。

按：本案滋补寒凉伤阳，致使"真火绝灭，阳气全无"，虽盛夏六月，病人畏寒非常，见"身穿重棉袄袍，又加以羊皮外套，头戴黑羊皮帽，将两边帽扯遮两耳及面，每吃饭则以火炉置床前，饭起锅热极，人不能入口者，彼犹嫌冷，极热之饭，只连扒数口，忙倾红炉锅内复热，每一碗饭须复热七八次而后能食完"。堪称服药内伤之典型例案。

常有患者进补服用西洋参、阿胶、六味地黄丸之类药品，自以为得计，不知大多补错。此类好药不是什么人都能吃的，甚至可以说大多数人是不能吃的。考上述药品都是滋补阴血之药，如果确属阴血不足，那是补对了。问题是大多数人都是阳虚而非阴虚，那就补错了，如本案即是教训。

丁丑秋日，槐塘唐君同其令郎就诊。问其年，方十五岁。其脉沉迟涩小，面色青而暗，舌色灰黑。余曰："此内伤元气也。"唐君曰："小儿不知何故，饮食甚少，眼睛无神，读书无气力，人瘦，面色青黑。"余曰："此元气受伤之故。谅无他事伤损，想爱惜之深，常服幼科之药，多为清降药所伤，多降则伤气，多清则伤脾，所以胃寒中气弱也。东垣辨内伤，有饮食内伤，有劳倦内伤，此则服药内伤也，否则不应虚寒至此。我今举方，幸勿怕惧，但依方服，可包复原。"余用人参、黄芪各二钱，白术一钱五分，附子、肉桂各一钱，黑姜七分，半夏八分，陈皮一钱，炙甘草三分，茯苓八分，白蔻仁六分。唐君曰："童年就服桂、附乎？"余曰："年是童年，脉却比八九十岁老人还不如，但依我服必有益无损。若不服此，必有损无益也。"予药四剂，服之颇效。遂依方服二十余剂，饮食多两倍，面色开朗，精神强旺。复来诊脉，冲和有根气，再将前煎方出入加减，改作丸方，调理复原。（服药内伤例2）

原按：病愈后，方自言数月前偶在城中失血数口，遂为医家用知母、黄柏、花粉、元参、黄芩、贝母，服四五十剂，故令脾虚胃寒，腹胀食少，肌肤消瘦，精神疲倦，以至于此也。余断为服药内伤，洵不谬哉！

2. 痨证

辛巳腊月，绩邑汪君偕其弟远来就诊，年二十余。初从失血起，遂咳嗽，发潮热，左肋一点痛，不便侧左卧。久服诸医时套治痨之药，总不外天冬、麦冬、丹皮、地骨皮、知母、鳖甲之类。人渐瘦削，饮食减少，痨证成矣。诊其脉浮软微数，数中带涩，喜其未至细数。即刻予八珍汤一剂，内用人参一钱五分，加肉桂七分。初见用白术、人参，又加肉桂，甚惊怖，力为剖明乃煎服。服后遂熟睡半日，醒来觉左胁痛顿除，嗽亦减，是夜潮热不复发。连服三四日，病减其半，饮食亦渐加。因假寓于潜口之长生庵，以便间日为一诊视。惟嫌两尺脉虚大，乃肾虚之极，遂改用八味地黄汤加参二钱。服数日，尺脉收敛，诸症俱愈，饮食倍多，犹嫌六脉未得冲和之气，毕竟是元气久伤，一时难复。人参虽补，亦是草根树皮，因将余所藏红元数分，另为制丸药二两，每日服丸药二钱，再服前八味地黄汤一剂。服过三日，再为诊之，脉遂转为和平，举之不大，按之有根，为之大喜。在庵住十余日，服药十余剂，服尽丸药二两，各病尽除，体气康复。（痨证例16）

按： 痨证投以天冬、麦冬、牡丹皮、地骨皮、知母、鳖甲之类"时套治痨之药"，时行久矣。吴氏以两尺脉虚大，乃断为肾虚之极，改用八味地黄汤，各病尽除，体气康复。

二、暑月最多中寒论

在"暑月中寒"例1中，病人问吴氏，如此暑月何得中寒？告知："惟如此暑月最多中阴，此必是多食寒物，寒入三阴，便为中阴。"询其病起时，果由吃两个大西瓜，饮冷水六碗而引起。此证极易误辨误治，吴氏亲眼目睹汉上医家，"凡是夏月中寒之证，无有不医至死者。彼绝不知夏月有中阴一证，又绝不知治阴证当用何药。但有发热者，必先予九味羌活汤二剂；热若不退，便云是火证，即用黄芩、黄连、花粉、栀子之类，狠服数剂；热又不退，便加石膏、犀角；热又不退，则用大黄，日有大便，便且溏，仍然用大黄。不知此种传受从何处到来。"

夏月中寒 壬午年六月，吴家林一族叔发热畏寒，浑身痛，作呕，胸膈胀闷，腰痛，大汗不止，头眩晕，或云感冒，或云受热，或云中暑，或云停食，纷纷不一。余诊之，脉大虚数，按之如丝，舌色如墨水。余曰："此中阴也。必系饮冷水，或入冷水洗浴，遂为寒所中耳。"答曰："俱有之。"余亦予极重桂、附、姜、术、半夏、陈皮、茯苓、甘草、黄芪，加木香、砂仁，人参一钱，日二剂。留宿三日，服药六剂，各症愈十之七矣。再予药四剂携归，每日服一剂。服毕后来，仍予四剂，服之痊愈。（夏月中寒例3）

原按： 如此种证，当酷热之时得遇余辨其为阴证，而用热药疗之者，真大幸也。此日此证甚多，其用清热解暑而致毙者，不知凡几矣。

按： 本案中暑亦以附子理中汤加味治愈，辨证治疗均胸有成竹，言之必中，令人信服。

三、夏月疟、痢多阴证

由暑月最多中寒论推衍，顺理成章可知，"夏月疟、痢两证最多，而此疟、痢中亦多夹阴之证，即当同伤寒阴证治法，非温补不能救……往往见治夹阴疟、痢，亦同治邪疟、热痢法，直以黄芩、黄连、大黄杀之"。

疟疾

癸亥年六月，一族婶年三十余，患疟半月。两日一发，发时必在夜间。素体虚，医者不论虚实，概以小柴胡、清脾饮通套治疟之法治之，不愈。因向邻人索截疟药方，市药一大剂。药系常山、草果、槟榔、青皮、柴胡、乌梅、鳖甲等项，服后疟发更甚。又加下痢，每昼夜痢十余行，痢有红白，小腹坠痛。五六日未进粥汤，彷徨而来迎余。

余诊其脉沉细如丝，或迟或数，叁伍不调。余立方用补中益气汤，用人参一钱五分，黄芪三钱，加炮姜、半夏各八分。其家问如此疟痢兼行，恐火甚不可补。余曰："此非疟痢兼行，乃脾虚下陷也。"又问："脾虚何以有红白？"余曰："气既陷下，则血亦带之而下，其白者乃肠垢也。"力为辨析，始依服一剂。次日腹痛愈，痢即止，疟亦如前发有定期。仍然两日一发，发在夜间矣。再照前方，去柴胡，加附子、肉桂各五分，倍当归，服二剂，疟发轻一半，能进粥少许。病者欲求速止，余曰："是亦不难，照前药加人参、附子一倍，再服二剂，疟止食进，毫无所苦矣。"（疟疾例5）

原按：若误认为热证，疟痢兼行，而以芩连治之则呕吐不止，饮食不入，寒热无休，汗出不止，而一丝之气竟断矣，孰谓疟疾不杀人乎？

辛酉七月，往省应试。友人汪揽老先期到省，患疟已三发矣。余甫至寓，即索诊视，且虑期迫不得入闱。

余诊之脉虚软缓弱，出前方示余，用柴胡、藿香、厚朴、枳壳、泽泻、黄芩、麦芽、半夏。余曰："确是治疟疾之方，然非治兄之疟疾方也。"问："何以故？"余曰："兄脉软缓，说话

63

气不接续，正气已虚，尚有何邪可攻？何食可消？"急令服参、芪、归、术、白芍、陈皮、半夏、神曲、甘草一剂，再发便轻。次剂加桂三分，倍加参芪。云："小便尚黄，腹胀不宽，奈何用桂？"余曰："用此小便即清，胸腹顿宽。"服后果然，用三剂而疟愈。再调理三四剂，体健神旺，乃得进场。（疟疾例 2）

四、虚阳贯顶证

吴氏称阴证而见头顶极痛极热为"虚阳贯顶"，投以八味地黄汤收效，颇有新意。

戴阳

己卯七月，族叔维贞发热数日矣。初用防风、柴胡等药二三剂，病不减，且加头顶痛，其痛如破，痛处如有炭火在头上燔炙，奇痛奇热，将用清降药矣。余为诊之，两寸浮数无伦，按之无根，两尺沉微，举之无力，两手尖冷如冰，脚下亦极冷，时出大汗。余曰："此寒中少阴，因升散而使虚阳贯顶，以故极痛极热，切不可用凉药。"

余用八味地黄汤，内用大生地八钱，附子三钱，肉桂一钱五分，山萸二钱，丹皮八分，茯苓一钱五分，泽泻八分，山药一钱五分，加人参七钱，龟板二钱，牛膝一钱，童便半盏。服一剂，痛减十之八，热全却矣。再服一剂，痛全止，反畏寒。诊其脉，两寸脉平，两尺脉起，两关微弦。余曰："此又将作疟状也。"是夜，果发寒又发热，汗出甚多。遂改用人参三钱，白术二钱，陈皮八分，炙甘草三分，肉桂二钱，附子一钱五分，炮姜一钱，茯苓八分，当归一钱。服数剂，寒尽退，单发热，又加熟地、山萸，服数剂，热全退，汗渐止，再服数剂而痊愈。（戴阳例 8）

原按：此等证最易错误，若不详审明确，未有不以凉药杀之者。

按：此证其脉"两寸浮数无伦，按之无根，两尺沉微，举之无力，两手尖冷如冰，脚下亦极冷，时出大汗"，提示阴证；"头顶痛，其痛如破，痛处如有炭火在头上燔灸，奇痛奇热"，乃是虚阳贯顶表现。先投以八味地黄汤已收初效，继以理中汤加味收功，乃吴氏常用套路。

五、寒入血室证

"寒入血室"的提出为吴氏善于读书，精于思考提出新见解的典型例子。

他治一女患，"病甚奇怪，每日间屡发寒战，扬手掷足，浑身颠簸，身体凭空跳起一二尺高。前医或用发散，或用养血，药俱不效……右脉略有一线，左脉全无，视其面色如平常时，舌色微白。问其病状，应对清悉，精神爽朗。"余曰："此病无脉，然却不死，不必急，待吾细细思索。此刻入郡应朱太守之召，仓卒间恐用药不当，待吾坐轿中，细想其理，明日仍不来，后日准来，定有良法，今且停药勿乱服。"坐在轿中，暗自揣摩。观其病容，断然无恙，何故竟无脉？已经几日，此必为寒所束而筋脉不舒，故脉不出而战栗跳动也。肝主筋，又主惊骇，又系左手无脉，此皆肝脏所主之病无疑，必由肝经受寒而然。细细思索："伤寒书有热入血室一证，既有热入血室之证，又岂无寒入血室之证？古人往往只说一半，后之明者自可悟其全，如东垣云气有余便属火，后人因悟气不足便属寒。夫热入血室者，病由三阳经入，虽受寒亦为热病，故谓之热入血室。血室者，肝也。由月信行时，热邪乘之而入也。此疑其为寒入血室者，原无外感三阳之证，想亦由月信行时，血室正虚，寒气客之，肝脏有寒，郁闭不得出，所以筋脉收束而战栗惊跳也。彼之热入者，凉以解之，则此寒入者，自当温以舒之也。"

揣摩既定，如约往视之，脉病俱如前。余问："此证初起时，可是月信行后起否？"答云："正是。"余笑曰："得之矣。"遂举方用肉桂温逐肝经之寒，柴胡疏通肝气，当归、川芎助肝经之血，丹参去污生新，吴萸引药入肝，天麻搜肝经之余邪。"服下一剂，是日便安静熟睡，绝不战跳矣。十日之奇病，一剂立愈。"（寒入血室）

按： 前贤云："证有疑难，精思详审，独出其学识以发药，卓卓乎不随庸众之见。"此案即为例证。本症确实奇怪，吴氏"细细思索，伤寒书有热入血室一证，既有热入血室之证，又岂无寒入血室之证？古人往往只说一半，后之明者自可悟其全，如东垣云气有余便属火，后人因悟气不足便属寒。"由是考虑到寒入血室之证，思路对头，用药即效，是善读古人书者也。

附：热入血室

呈坎罗氏女，庚申年十八岁，未出室。秋月患病十余日，终日见鬼，所说皆鬼话，夜则尤甚。彻夜不睡，昼亦不食。其家畏甚，谓有鬼祟凭之。初延他医视之，谓是心事抑郁而成，用开郁药不效。嗣又云是心神不安，用枣仁、远志、茯神之类，又不应。嗣又云是痰与火，用半夏、胆星、川连之类，又不应，始迎余治之。

余诊其脉，惟两关脉沉数。余问其家人："起病之初，可是感寒发热头痛起否？"答云："是感寒起。"余又问："感寒发热之时，可遇月信至否？"答云："正是。"余又问："月信至，可是一日或半日即忽止否？"答云："往常每五日方尽，今只日半就止了。"余曰："此热入血室证也，极易好。"用小柴胡汤去人参，加当归、丹皮、桃仁、生地、红花、牛膝、木通。病者诊后，愈添说鬼，竟自作鬼语，恰似有鬼附之而然者，其家畏甚。余嘱无畏，但服我药鬼自退，日服一剂，不要间断，自然渐轻，至月信复行则痊愈矣。服药四剂，果然不甚说鬼。服十余剂后，经水复行而前病顿失矣。（热入血室）

按：上面寒入血室与热入血室案各一例。对比一下可知，前者无脉，舌色微白，显为阴象；后者两关脉沉数，当系阳脉，可资鉴别。然二者均系经期感寒发病，而有寒热不同变局。

六、伤寒入经证

书中有3例"伤寒入经"之证，吴氏称："惟余一人知治此证，实非余妄自夸口也。"且看。

伤寒入经

其弟媳某日左脚腿痛起，服发散五六剂，汗出而痛不减。某医云是火痛，用黄芩八分，服一次即大吐，吐后即死去不知人事，僵卧在床。诊脉滞涩之极。抉开牙关见舌灰黑色。遂"用人参三钱，附子三钱，姜、桂、白术各一钱五分，茯苓、半夏各一钱，炙甘草三分，煎熟灌下，少刻即苏，仍吐去痰涎若干……左脚痛处尚未移动。将参、附各加至四钱，其痛处始移至右脚，仍作呕，间或大吐，不能进食。余知药力犹轻，总因一剂黄芩，便要多用许多附子。立定一方，每日二剂。因其无力，人参每剂只三钱，每日二剂共六钱，附子每剂却用四钱，每日共用八钱。白术、肉桂、炮姜照前方。又加入当归、川芎、五加皮、牛膝、鹿角胶、山萸，一派营经行血之药。服数日，其右脚痛处又移至左手腕。隔一二日左手愈，又移至右手腕，并手指骨节及两足腕，凡有筋脉转折之处，俱痛到……共服半月余，始改作每日一剂，用附子五钱，人参三钱，又服半月始能行动。然后减去肉桂，专用附子三钱，加虎骨三钱，调理五十日而后痊愈"。（伤寒入经例1）

按：揣摩吴氏所谓伤寒入经之证，又称"寒中入经"，当指"阴寒中入经络"，与风寒痹证不同之处在于，突出表现为关节疼痛游走，"手足走痛""凡有筋脉转折之处，俱痛到"。"此证非风，用不得风药，为温经络，行血脉，听其流动。凡手足转折筋节处，俱要痛到，方可渐愈""若时俗名医，必谓是痛风，恣用风药，无有愈时矣""每见医家遇此种证即云痛风，日用风药，经年不愈，且令手足渐成废疾"。

其治疗需用"养血营经温补之药"或称"营经行血之药"，"余治手足走痛之证，断定是阴寒中入经络，加附、桂于养血营筋药中，无一不效"。此或为吴氏独家秘诀。典型处方如伤寒入经例2，药用附子一钱，肉桂一钱，当归二钱，川芎七分，五加皮一钱，陈皮八分，牛膝一钱，桂枝五分，人参一钱。后加鹿角胶三钱，虎骨二钱。

七、舌苔白腻系"寒潭积雪"

喘嗽

族兄德生右半边面浮。其脉滑而软，两尺更沉。余曰："气虚有痰，兼少火不足，今当用六君子加减，稍后仍要用附子。"患者白苔如面粉厚涂在舌上，其白异常。吴氏云："此名寒潭积雪，寒之极也，如潭水本黑色为寒，又加雪积其上，其寒更甚。今兄（指患者）舌本黑色，又加一层白苔，掩住其黑，若白苔退开，黑色自现。其有鼻红者，乃下焦阴寒之极，将一线孤阳逼之上浮，用附桂则引之使下。"先用六君子加味，后以金匮肾气丸作汤，内用桂附各八分，服一剂，舌上白苔退淡，果露出苔下是黑色，始信心用药。每日用药二剂，附桂各一钱六分，服五六日肿消至膝矣。（喘嗽例8）

按： 所谓寒潭积雪指舌质本是黑色，又加一层白苔，掩住其黑，若白苔退去，黑色自现，主"寒之极也"。

第六节　本草阐释，可圈可点

《宝命真诠·三卷·本草》对所载药味的性味归经、道地产地、有毒无毒、相使相畏、相恶相杀、炮制功效、临床应用记载甚丰，颇多发挥，多有可圈可点之处，例证如下，均出自于《宝命真诠·三卷·本草》一节。

1. 天雄、乌头

母为乌头，附乌头而生者为附子，身长者为天雄。大抵风证用乌头，寒证用附子，而天雄之用与附子相仿，功用略逊耳。乌、附、天雄，皆是补下之药，若系上焦阳虚，当用参、芪，不当用乌、雄。且乌、附、天雄之尖皆是向下生者，其性下行，丹溪谓下部之佐，庶几得之。

按： 称"乌、附、天雄之尖皆是向下生者，其性下行"，引出"乌、附、天雄，皆是补下之药"之论，视角独特。

2. 鹿茸

味甘咸，温，无毒，入肾经。形如茄子，色如玛瑙红玉者良。烙去毛，酥炙。补火助阳，生精益髓，强筋健骨，固精摄便，壮暖腰膝，去肢体脊痛，虚劳圣剂，崩漏神丹。长大为角，与茸同功，但力逊，熬膏甚效。鹿禀天地纯阳之气，气化浓密。其角自生至坚，无两月之久，大者二十余斤。凡物之生，无速于此，故能强阳补骨，非他药可比也。性极淫，一牡常御百牝，肾气有余，足于精者也，故专以壮阳道，补精髓为功。鹿，山兽，属阳，夏至解角，阴生阳退之象也。麋，泽兽，属阴，冬至解角，阳生阴退之象也。主用相悬，可不辨哉。

按：指出"鹿禀天地纯阳之气……其角自生至坚，无两月之久，大者二十余斤。凡物之生，无速于此，故能强阳补骨，非他药可比也"。加深对鹿茸鹿角壮阳道、补精髓之功的理解。

3. 肉桂

味辛甘，大热，有小毒，入脾、肾、肝三经。畏石脂，忌生葱。去皮用，见火无功。在下近根为肉桂，在中为桂心，在上披条为桂枝。益火消阴，救元阳之痼冷。温中降气，扶脾胃之虚寒。坚筋骨，强阳道，乃助火之功。定惊痫，通血脉，属平肝之积。宣通百药，破瘀堕胎，下焦腹痛顿除，奔豚疝瘕立效。桂心主风寒痛痹，心腹冷痛，破血结癥瘕，膈噎胀满，益气血，利关节，内托痈痘，引血成脓。桂枝入肺、膀胱。主伤风头痛，调营散邪，调其营而卫自和，风邪无所容。去皮肤风湿，横行为手臂之引经，直行为奔豚之向导，无汗能发，有汗能止。

按：一树而三物，对肉桂、桂心、桂枝的不同功能解释得很清晰。

4. 硫黄

味酸，大热，有毒，入心、肾二经。畏细辛、朴硝。用萝卜剜空，入硫，合定，糠火煨熟，紫贝浮萍同煮，皂角汤淘去黑浆。主作命门火衰，阳气暴绝，阴证伤寒，阳道痿弱，老人虚秘，妇人血结，虚寒久痢，心腹积聚。纯阳之精，益命门之火，热而不燥，能润肠结，亦救危神剂，故养正丹用之。常收起死之功，能化铅为水，修炼家尊为金液丹。下元虚冷，真气将绝，久患泄泻，垂命欲尽，服无不效。但中病则已，不可尽剂。

按：对硫黄的温补作用十分推崇，视为"救危神剂"。"下元虚冷，真气将绝，久患泄泻，垂命欲尽，服无不效。"

5. 人参

职专补气，而肺为主气之脏，故独入肺经。肺家气旺则心、脾、肝、肾四脏之气皆旺，故补气之功独魁群草。凡人元气虚衰，譬如令际严冬，黯然肃杀，必阳春布德而后万物发生。人参气味温和，正合春生之德，故能理一切虚证。气虚者故必需，血虚者亦不可缺。以血脱必固气，且气有生血之功，血药无益气之理也。东垣云：人参补元气，生阴血而泻阴火。仲景以亡血虚家并以人参为主。丹溪于阴虚之症，必加人参，诚有见于无阳则阴无以生，气旺则阴血自长也。至于肺热还伤肺之说，必肺脉洪实，本经有火，火逆血热，不可骤用。若肾水不足，虚火上炎，乃刑金之火，正当以参救肺，何忌之有？王节斋谓参能助火，虚劳禁用。斯言一出，遂使庸流畏参如蝥，不知变通，而病家亦泥是说，甘受苦寒，至死不悟，良可叹也。

按：认为人参"补气之功独魁群草"，给予高度赞许。对"谓参能助火，虚劳禁用"之言予以批驳，"遂使庸流畏参如蝥，不知变通，而病家亦泥是说，甘受苦寒，至死不悟，良可叹也。"

6. 黄芪

补卫气，与人参、甘草三味为除热之圣药。脾胃一虚，肺气先绝，必用黄芪益卫气而补三焦。芪主益气，甄权谓其补胃气，气为水母也。日华谓其止崩带者，气旺则无下陷之忧也。又理风癫者，经谓邪之所凑，其气必虚。气充于外，则邪自无所容也。

防风制黄芪，芪得防风其功愈大。气薄味厚，入肺而固表虚之汗，充肤实腠；入脾而托已溃之疮，解渴定喘，止泻生肌。益胃气，补虚劳，理风癫，祛皮肤虚热，逐五脏恶血。

按：对黄芪的功能及与人参、甘草和防风的配伍作用，阐释得十分全面。

7. 甘草

味甘平，无毒，入脾经。白术为使，反大戟、芫花、甘遂、海藻，恶远志，忌猪肉，令人阳痿。清火生用，健脾炙熟。补脾和中，止泻退热，润肺而疗痿，坚筋而长肌。益阴除热，有裨金宫，故咳嗽、咽痛、肺痿均治。专滋脾土，故泻利、虚热、肌肉均赖。解一切毒，和一切药。毒遇土则化，甘草为九土之精，故化毒和药。梢，止茎中痛。节，医肿毒诸疮。

甘平之品，合土之德，故独入脾胃。盖土位居中，而能兼乎五行，是以可上可下，可内可外，有补有泻，有和有缓。热药用之缓其热，寒药用之缓其寒，理中汤用之，恐其僭上，承气汤用之，恐其速下。甄权云：除腹胀满，盖脾得补则善于健运也。若脾土太过者，误服则转加胀满，故曰脾病人毋多食甘，甘能中满。此为土实者言也。世俗不辨虚实，每见胀满，便禁甘草，何不思之甚耶？

按：概括了甘草的作用特点，合土之德，"而能兼乎五行，是以可上可下，可内可外，有补有泻，有和有缓。热药用之缓其热，寒药用之缓其寒，理中汤用之，恐其僭上，承气汤用之，恐其速下。"

8. 羌活、独活

一类两种，中国生者名独活，羌胡来者名羌活。羌活色紫气雄，可理游风；独活色黄气细，可理伏风。血虚头痛及遍身肢节痛，勿用，误用反增。独活气味俱同羌活，主治较殊，乃足少阴表里引经之药，不治太阳经。今卖者多采土当归假充，不可不辨。治头风与少阴经伏风，又滋燥湿，风能胜湿故也。两足湿痹，不能动履，非此莫痊。风毒齿痛，头眩目晕，有此堪治。

按：指明羌活、独活之异，尤其是独活主治较殊，乃足少阴表里引经之药，不治太阳经。治头风与少阴经伏风，两足湿痹，不能动履，非此莫痊。风毒齿痛，头眩目晕，有此堪治。

9. 龟甲

味咸，寒，有毒，入心、肾二经。恶沙参。去筋，酥炙，熬膏更佳。补肾退骨蒸，养心增智慧，强筋骨，止咳嗽，截久疟，去瘀血，止新血。禀北方纯阴之气，故有补水制火之功。凡滋阴之药，多是寒凉损胃，惟龟甲益大肠，止泄泻，使人进食，真神良之品也。龟、鹿皆灵而寿，龟首藏向腹，能通任脉，故取其甲以养阴；鹿鼻反向尾，能通督脉，故取其角以养阳。

龟甲、鳖甲：龟、鳖皆养阴涤热，鳖色青，故入东方而理肝家诸症；龟色黑，故走北方而理肾部诸疾。

按：对龟甲、鳖甲之异同做了鉴别，予人启迪。

第四章　证治经验

　　作为临床大家，吴天士对多种病证积累了丰富经验，选方用药具有鲜明特色，对后学者多有裨益，这里做一摘要予以介绍。

第一节　阴证首选附子理中汤加味

　　附子理中汤是全书最常用之方。除原方外，辛热药常加肉桂、川椒、吴茱萸等，其中椒、萸多用于兼见腹痛者；引火归原多用茯苓、泽泻；降逆化痰多选半夏、陈皮，寓二陈汤之意；理气除陈皮外，时选木香、砂仁；人参必用，否则代以黄芪，有时参芪并用；由于二陈、茯苓在多数情况下被加用，整理其组成，常用药物有附子、炮姜、人参、茯苓、白术、陈皮、半夏、肉桂、泽泻、甘草等。仔细揣摩，可以理解为六君子汤合四逆汤，颇合回阳救急汤（《伤寒六书》）组成（人参、茯苓、白术、半夏、陈皮、肉桂、熟附子、干姜、五味子、炙甘草、生姜）。临床加味时吴氏选用黄芪、泽泻较多，腹痛多加川椒、吴茱萸。其中泽泻一药加得颇有学问，在大队温药中起下行反佐作用，以遏制阳亢上升。

下面请看例证：

1. 腹痛

壬申四月，岩镇江君洪南，患伤寒，呕吐，下腹痛极。初医有作感冒治者，有作停食治者，更有作肝火治者。第五日痛不可忍，两手厥冷，始迎余诊之，脉沉迟细涩。余曰："此太阴证伤寒也。痛在脐下，乃厥阴部位，阴证之至狠者。闻有人作肝火治，若认作肝火，必有寒凉，一剂寒凉便不能挽回矣。"其令弟丹五云："今日果有某医谓是肝火，用黑栀子、青黛，因相迎先生，此剂遂存下未服。"余曰："幸尔未服。设若服过，弟不敢用药矣。如果未服可包无恙，只是药力要重，一日要两剂。"立方每剂用附子三钱，肉桂、炮姜各二钱，白术三钱，陈皮一钱，半夏、吴萸各八分，木香七分，川椒五分，茯苓一钱五分，泽泻一钱，人参五钱。

阅二日，已服药四剂，手足温，呕吐止，腹痛减而未尽除。余曰："此腹痛，必要下利方止。"其尊公玉章翁忙问曰："下痢将奈何？"余曰："无畏，此证必要下利。"玉翁曰："昨某先生云此证不宜大便。"余曰："非也。凡阴证下腹痛甚者，其浊阴之气必要从大便中去，伤寒书所谓秽腐当去是也。秽腐不去，腹痛何由止？"又问何时再下利？余曰："正气回，邪气不能容。已服驱寒药四剂，今日再服一二剂，今晚明日，即要大便，每日五六次不碍，不要怕。"

又服二剂，晚间果作利，一昼夜共七八次。仍照前药，每日二剂，又服四日，利三日自止，而痛亦全却矣。玉翁喜曰："先生之言，无一字不验，言之于前，必应之于后。他医谓不可大解，先生谓愈利愈好，果然连日下利，精神愈好，腹内愈宽舒，可见他医皆是猜病，不是医病也。今腹痛已除，粥食渐进，大事再可无虑否？"余曰："此病原说无虑，只怕药不当耳。"将前方除去吴萸、木香二味，人参仍用五钱，余悉照前，每日只服一剂。服至七八日，又减轻，加当归、山萸，又服十余日而起。（中寒例8）

按：所用方药为附子理中汤加味，吴茱萸、川椒、木香、茯苓、泽泻均系常用加味。吴氏认为"凡阴证下腹痛甚者，其浊阴之气必要从大便中去，伤寒书所谓秽腐当去是也"。因此，服药后"必要下利方止"。已而果验。

2. 阴证误清

戊寅初冬，休邑商山一族侄，发寒战，寒后稍热，初作疟疾治，服药二剂，更狠，出冷汗，呕吐不能食，手足冷如冰。第三日，邀余视之。余诊其脉沉微细涩，舌色灰黑，头上冷汗不止。余惊曰："此大阴寒证。"问前病状，阅前方，已服黄芩二剂，遂辞不敢用药，其大令兄苍远力恳无已。余曰："非不肯用药，盖从来阴证误服黄芩汤者不治，间有阴寒中之浅者，用极重温药救之，亦复得生，然不可必。"

苍远固求谆切，不得已予极重理中汤二剂，每剂用附子、肉桂各三钱，炮姜、白术各二钱，茯苓、泽泻、半夏各一钱，吴萸五分，人参五钱。别去，其令兄将二剂予一日服尽。次日又视之，寒热不复发，脉稍起。又照前予二剂，已不呕，可少食粥。再如前方，每日一剂，听用参五六钱或四五钱，服半月而愈。（阴证误清例1）

原按：两剂大温补，寒热遂不复发，岂有此等疟乎？即谓是疟，服此温补，一日而即止，则黄芩、小柴胡决不当用。又可知伤寒之有似于疟者甚多，伤寒有似于疟而作疟治致死者亦不少。

3. 戴阳

壬申初秋，天气正酷暑。一族叔奏平，既吃冷酒冷肉，又下冷水洗澡，遂大发热。初医用大发散药二剂，汗大出，热不退。遂以为热证，用黄芩二剂，热更甚昼夜不退，人事昏沉，烦躁，汗出不止，始迎余诊之。

脉浮大数极，重按全无，面红目赤，唇紫燥裂，舌色纯黑。余曰："此大中阴证也。"阅前方，用过黄芩二剂，遂辞不治，其令堂痛哭求救，余答曰："非故作难，实不可救耳。仲景言明，阴证误服黄芩汤者不治。余向亦不肯深信，遇此证极力以重剂救之，纵效亦复变终归不起，故今见阴证服黄芩者，必辞不治，徒费心力，无益也。"其尊堂泣告曰："固知不救矣，然何忍付之不医，必求尽力用药，倘救之得生，则感再造不待言。如其不生，死亦无怨。"

余见其悲伤之状，心甚不忍，只得以重剂投之。用附子四钱，人参八钱，姜、桂、白术各二钱，茯苓一钱五分，泽泻一钱，炙甘草三分，厚朴七分。服一剂，神稍安，热少减，汗少敛，舌苔仍未动。至下午又复大热，通身如燔灼。余思二剂黄芩，雪上加霜，阴寒入骨，昨剂虽重，犹难挽救。照前方一日二剂，每日共用附子八钱，人参二两，其余俱加重。服至五日，热退大半矣，其家甚喜。余曰："且勿喜，依此药服过十日，热退尽而无变证，方有生机。"服至八日，热犹未全退，更用人艾火灸一十八壮，随服大热药，是夜热全退。服过十二日，人事清爽，频索粥食，变证不出。余始贺曰："有生机矣。"再照前方减去一剂，每日只服一剂，每剂仍用附子四钱，人参八钱。又

服十日，然后减轻，每剂用附子三钱，人参五钱，共服四十日而始起。（戴阳例11）

原按：噫！一二剂黄芩遂置人于死地，犹幸生同里，早晚看视便当。又赖如此重剂，信心多服，故尔侥幸救转，若他处误服黄芩而能得救者，百无其一也。

4.中阴

潜口方君，一令郎甫十六岁，在汪宅令亲家。戊寅秋日，发热不退，初服幼科发表药二剂，汗出，热更甚，胸膈胀，呕吐。幼科又云停食，服消导药二剂，渐烦躁，人事昏乱，面赤如朱，汗出如雨，始彷徨迎余诊视。脉大无伦，沉按如丝，舌苔黑，此中阴也。急用附子、肉桂各二钱，炮姜一钱，白术一钱，熟地三钱，山萸二钱，人参二钱。服一剂安神，二剂面赤退。再去熟地、山萸，倍白术，加黄芪，服二十余日而起。（戴阳例6）

按：此案中阴而致戴阳，予附子理中汤加熟地黄、山茱萸，是因脉大无伦，沉按如丝，乃伤阴迹象，故加之。

5.慢惊风

棠友弟之子，甫二岁，禀质弱极。癸亥年七月间，向幼科处讨末药予服。服后每日必泻五六回，弟媳辈甚喜，谓是痰滞皆去，归功于末药。泻至第七日，夜发大热，至天明不退。更加吐泻，一日吐泻各三十余次。下午接幼科视之，云一块火，药用清解，加黄连二分。服一剂，是夜吐泻不休，发热更甚。

余次早闻之，急令一看，唇白面青，瘦脱人形，喉间喘急之甚。强抱竖起，眼略开即闭下，如欲睡状，此慢惊将成也。余且恨且惧，急命倾去前药勿服。用人参、白术、茯苓、炙甘草、陈皮、半夏、附子、肉桂、炮姜、黄芪、丁香，速令煎服。

服下吐遂止，大睡一二时。醒来喘觉稍定，热亦温和，泻只一次。午后仍照前再予一剂，热退喘定。至夜深又复发热，次日仍照前药服一剂，泻全止，热全退。夜又服前药一剂，热退尽，夜不复发。次日去附子，只用六君子汤加姜、桂，仍用参八分。服四剂而神采始旺，吐去痰涎若干，始不复嗽。乃予人参三钱，服六君子十日而后复原。（慢惊）

按： 所用药物乃附子理中汤加味，另加黄芪、丁香。

6. 黄疸

家慈氏素有脾虚腹胀之症，时增时减，已十余年矣。辛酉岁年六十有四。十一月间，因家务辛苦，连夜发潮热，亦含忍不言，忽尔浑身面目俱发黄，竟成疸证矣。初用清热利湿之药，如茵陈、栀子之类，一剂服下，夜热更甚，百种不安。

余思其脉坚劲洪大，搏指之极，乃革脉也，外有余而内不足，不可作寻常疸证治。又思从来内有本经之病，则本经之色必现于外。黄者，脾之本色也，素患脾虚，今又久未服药，脾虚之极，故脾之本色发露于外。至发露于外，而内里之元气虚竭无余矣。则此之发黄，正脾虚欲竭之候，当健脾补正，不可复用清热利湿之药重伤真元。况疸证有湿热者，小便必短少，兹独勤而多，则非湿热更可知。细细揣定，遂用人参一钱，佐以扁豆、山药、陈皮、茯苓、甘草、半夏、煨姜。因其夜必发热，加当归、丹皮，因平昔服术不安，故不用术。服此一剂，是夜热轻而安神，各症俱减。服过三四剂，又复大热不寐，更加参一钱，去半夏，服下又安甚。服过五剂，又复如前不安矣。

内人彷徨云："病愈数日，又复增重，必然不轻，当接高明先生商酌，不可单靠自家主意。"余曰："无益。接名医至，彼只认病之外貌，不能认病之真神，见如此洪大之脉，必谓一块实热，见如此发黄，必谓有湿。直以芩、连、栀子、茵陈之类投之，非徒无益，又害之矣。"余细思若谓参不宜服，则初用便当不安，何为多服然后不安？毕竟虚重参轻之故。因又加参一钱，每剂用三钱，余照前药服下，是夜热竟全退矣。退过三夜，又复发热，腹仍胀。又思脾虚之极，虽参术不能为功，不惟无功，且恐更添胀闷。大虚者正补无效，当补其母。火为土之母，补下元真火，能运行三焦，熟腐五谷，而胀满自除，且使参术塞药皆能运行不留滞于中焦。遂加附桂各五分，只服一剂，次日觉口中有津液，不似从前干涩，饮食知味。连服五剂，腹软大半，服半月余，腹胀全宽，饮食多进，小便减少，黄色尽退。又照前调理半月余而能复原起床。（疸证例2）

按： 此案黄疸，初用清热利湿之药如茵陈、栀子之类，夜热更甚，百种不安。因其脉坚劲洪大搏指之极，乃革脉也，判为外有余而内不足，不可作寻常阳黄论治。认为脾虚欲竭之候，当健脾补正，改予参苓白术散，热轻而复大热，腹胀。因思脾虚之极，虽参术不能为功，且恐更添胀闷。大虚者正补无效，当补其母。火为土之母，补下元真火，能运行三焦，熟腐五谷，而胀满自除，且使参术运行不留滞于中焦。遂加附桂各五分，已呈附子理中汤加味格局，次日即觉口中有津液，饮食知味，连服半月余，腹胀全宽。

7. 痞块

某女，三十余岁。发热出汗，不能进饮食，腹内右旁有一块，六七寸长，如极大黄瓜直竖脐右边，痛苦异常。痛时吸吸跳动，如有嘴在腹内乱咬，痛不可忍。小便少而涩，时作呕吐，呻吟不已，备极苦状来索诊，时甲子十月也，其腹内之块已经数年矣。

余诊其脉，两寸虚浮而数，其数为虚数也，病久且出汗则虚矣。关尺俱沉细，此阴寒之真象也。阅其历年所服诸方，非枳壳、厚朴、苏子、三棱、莪术一切耗正气之药，即黄连、花粉、天冬、麦冬、丹皮、黑栀子一切寒凉败胃之药。余谓此证虽凶却可治，但因从前误服寒凉破气药，故令正气渐虚，病日增剧耳。余用白术、半夏、陈皮、炙甘草、炮姜以和中健胃，用肉桂、吴萸以治肝经之阴寒结块，用川椒、胡芦巴、附子以温通肾脏。再用茯苓、泽泻、车前子以利小便，使肝肾之寒邪从小便而去，加参芪以辅正气，退虚热。予药四剂，女人不知他种药性，但见用参便吓云："腹内有块，恐服参补住不得消。"余曰："正气旺，邪气自消，他人日用消药，愈消愈长大愈坚固。余用补药，愈补愈消，渐将化为乌有。"

越数日，复来就诊，极称感激。云服头一剂更痛，服第二剂痛减，热退汗敛，服过第三剂，痛全止，可食饭一碗，服尽四剂，其块平下。再令多服十余剂，其块竟摸不着，小便利，饮食增，由是痊愈。（痞块）

按：归拢一下本案用药，附子、炮姜、人参、茯苓、白术、半夏、陈皮、炙甘草，是为四逆汤合六君子汤温补化痰。加肉桂、吴茱萸、川椒温通肝肾，泽泻、车前子以利小便，胡芦巴、黄芪益气补肾，药味似多，但是井然有序，所谓"有制之师不在多"。

第二节　虚阳上浮多用八味地黄丸

对于虚阳上浮包括戴阳证而又脉躁症躁者，倡用八味地黄汤。此刻"要攻阴寒，则不可不用热药。然脉躁症躁，则热药又不可用于上焦，是当用八味地黄汤从阴以敛阳，即从阳以驱阴"。头面颈项之肿亦用本方；另外"治虚人喉干，八味丸为圣药"。善后调理，通常"晨服八味（地黄汤）一剂，午用理中兼六君"。

1. 渴证

癸亥年五月，邻也兄之弟媳，年三十余。常微发热，胸膈胀闷，不进饮食，口渴之极，喜饮冷水。迎余诊之，脉沉缓无力。余曰："虚极，当用参。"其家惊骇云："如此有火，喜吃冷水，如何用得人参？"余曰："岂但用参，还要用附子。"彼不信，邻里群相劝之云，必须往见名医，不可儿戏。病人乃脱簪质资，往见名医。药用花粉、黑参、麦门冬、丹皮、地骨皮、贝母、百合、鳖甲、香附、旋覆花，服二剂，燥渴愈甚，腹益胀满，并薄粥亦咽不下，更加蜷卧，不能坐立。

复来迎余，谓其家曰："须俟邻也兄归，相商用药，庶几有济，否则尔家必不信用。"病者曰："事急矣，不能待也，听用何药，自当遵信，前番误听人言，悔无及矣。"余用八味地黄汤去肉桂，只用附子八分，用生地三钱，加人参一钱，白术一钱，黄芪一钱五分。预告之曰，但服一剂可不思吃冷水。服二剂口不作渴，服四剂，不但食粥亦可吃饭矣。连服四剂，果一一如余所言，仍服十余剂而调复如初。（渴证）

原按：一日赴席，有人问及此证如何反用此种药？可谓奇矣。余曰："无奇也。昔贤云：治虚人喉干，八味丸为圣药。盖譬之釜底加薪，则釜中津气上腾，理固然也。今人但不读书，不博求义理，又不能审脉，临证囷辨。是以一见口渴，便云是火，而以寒凉清之，清之不愈，则重清。致胃气受伤，元气侵削而不可救，诚可哀也。"

按： 吴氏学养深厚，析理透彻，辨阳虚口渴，喻为"釜底加薪，则釜中津气上腾"，口渴自解。今人不读书，"一见口渴，便云是火，而以寒凉清之，清之不愈，则重清之。致胃气受伤，元气侵削而不可救，诚可哀也"，实警世之语。去肉桂者，似嫌其燥也。

2. 伤寒

戊辰夏月，岩镇方翁，年五十余，患伤寒四五日矣。初起名医予羌活、防风等发散药，汗出，发热更甚。以为表散未透，如前药更连服二剂，大汗不止，身热如燔灼，彻昼夜不寐，狂躁非常，谵言妄语，脸若涂朱，口唇焦紫，群以为是大热之证，议欲用石膏竹叶汤。家在湄系渠内亲，因劝其迎余视之。

余诊其脉，浮大无伦，按之豁如，唇虽焦紫干燥，舌是灰黑之色。余曰："此中阴证也。经云：误发少阴汗，必亡阳。凡中阴之证，必先入少阴，一用表散则孤阳飞越，乘汗而出，是以烦躁不宁，妄见妄闻，谵言乱语。若误认为火证而加以寒凉，立刻毙矣。若听其汗出不休，元阳不返窟宅，则阳气腾散，亦将毙矣。"急宜用驱阴回阳之法，又宜用敛阳归根之法。用八味地黄汤，内用大熟地五钱，附子三钱，肉桂二钱，加人参五钱。服后熟睡半日，身热渐凉，汗微敛，醒来人事顿清。

次日，仍照前方再进一剂，面赤俱退。再换理中汤，用白术、附子、肉桂各二钱，茯苓、泽泻各一钱，半夏、炮姜、陈皮各八分，炙甘草三分，人参四钱。服七八日，再去半夏，加熟地、山萸、当归、黄芪，用参三钱，桂、附仍各二钱，服二十余日而起。设余不至，竟用竹叶石膏汤一剂，岂不立刻杀命哉？（戴阳例4）

按：本案发热，大汗不止，不寐，狂躁，"群以为是大热之证，议欲用石膏竹叶汤"。吴氏诊脉浮大无伦，唇虽焦紫干燥，舌是灰黑之色，判曰中阴证，用八味地黄汤取效，待面赤俱退，再换附子理中汤收功，此亦惯常套路。

3. 戴阳

壬午八月，潜口汪君之如君（旧时妾的别称），三十五岁，患病十余日。初因发热，遂疑是感冒，用发表药二剂，不效。继因胸膈胀塞，又自疑系吃某物起，恐是停食，医人遂谓是停食，用枳、朴、卜子，服五六剂病益重，渐至烦躁，复发大热。又用麦冬、花粉、生地、丹皮、地骨皮，服二三剂，躁热更甚，人事昏乱，不辨尊亲，厉声怒骂，始急而请余视之。

见病人满床乱跌，语言不清，面红目赤，浑身壮热，口唇干裂，舌红紫而中有隐隐一块黑影，其脉大无伦，按之无根。余曰："此似大热证，实是中寒证也。"其家忙告以初起时，吃了面，又吃了油果等物，又感了风寒。余摇手应之曰："此话我总不听，总不关吃食事，并非内伤，亦非外感，乃寒中三阴之证。其浑身壮热者，内有真寒，外显假热也；其作呕胸胀不能食者，寒在太阴脾也。中寒十余日，绝未有一味对证之药，使攻阴以回阳，反用消散之味以损其正气，又用清润之味，以助其阴邪。正气衰则虚阳出，亡于外而发热、发狂，乃阴躁也；阴邪炽则孤阳浮越于上而面赤唇裂，此假火也。然舌虽红紫，其中有隐隐一块黑色，此则假火之中，究不能全掩其明寒之真象也。要攻阴寒，则不可不用热药，然脉躁症躁，则热药又不可用于上焦，是当用八味地黄汤，从阴以敛阳，即从阳以驱阴。"

初剂用熟地五钱，桂、附各一钱五分，余俱倍之，加人参三钱，予药二剂，嘱令一日服毕。盖以病重日久，不宜再轻浮浅淡，因循怠缓也。病人服头药，即安卧一时，醒来人事顿清，不复躁扰。服复渣，又复熟睡，大热退轻。

次日复请视之，症回而脉尚未回，询知次剂药未服。余怪之曰："如此阴寒重证，延误十余日，须重剂一日二剂，或可挽回，余尽力为尔家救命，而尔家犹复怠缓自误，此何说也？"其家答曰："如此火热之状，昨见用参三钱，已曾惊怕，再服次剂，又要用参三钱，恐怕一日用不得六钱参，故尔未敢再服。"余笑曰："若用不得，我必不用，你家怕多，我还怕少，每日须参一两，方可奏效。若依我用我便用药，若不依我用我便辞去不管。"其家见昨药大效，始允依用。余谓："非敢推诿，但恐病重日久，药性不重，服药不勤，虽得效仍有变证，今依我用药，至十日无变证出，则可贺矣。"于是将昨方加重，每剂用熟地八钱，用人参五钱，桂、附各用二钱五分，一日二剂，每日共用参一两，附、桂各五钱，熟地一两六钱。服两日，热全退，夜安神，唇反润，舌色反淡红矣，惟是绵痰吐之不止。余曰："人见为痰，我见为寒，此皆寒凝于中，得温热药，寒不能容，故化为痰而出耳。"今于早晨服如前八味一剂，午用理中兼六君一剂，参、桂、附俱如前数，更加炮姜一钱，黄芪二钱，助中气，燥寒痰。

服二日，痰吐尽，胸膈宽，知饿喜食，食渐增多，但夜间不甚安神。余思脉躁人躁，多怒多虚火，术、半不宜多用，仍是八味，如前每日二剂。连服五日，脉渐平软，按之有根。余曰："已经十日，是可贺矣，再不怕变证矣。"除去一剂，照前药每日一剂，用参六钱，内加当归一钱。又服十五六日，各症痊愈，惟中气尚不足，脚下至腿俱浮肿，余曰："服许多参，中气尚不足，再服卜子，岂可问乎？其浮肿由脾虚也。因虚火常在上而又多怒，故白术、半夏只服得二剂，以燥去脾中之寒痰，此后纯是地黄汤服到底。今燥气尽平，舌色反白，虚火全降，再可用术矣，用术数剂浮气自消，可无虑也。切勿如曙东兄令眷，以浮气为附子毒，而清之致死也。"因改用十全大补，仍加附子钱许，内用白术二钱。又服十余日，而浮气全消，康复胜前。（戴阳例 12）

原按： 可见凡治病，须细心寻着病之真处，不可为假病所哄。如此病，唇燥舌干，面红目赤，浑身壮热，乱滚乱跌，狂躁不认得人。孰不谓是大热之证，而思用石膏、竹叶以解之，三承气以下之乎？绝无人想到参、附上去，讵知用如许参、附，直服四十日，方得收功。所以庸流皆议余好用参、附，即名流亦谓："吾服其胆。"抑知余非大胆也，第细心耳；非好参、附也，好活人耳，观此及如上诸案，则余于伤寒一证，从无丝毫错误，概可见矣。信可告天地质鬼神而无愧矣。

第三节　虚证喘嗽推崇温肺汤

对各种虚证痰喘咳嗽，吴天士十分赏用温肺汤，他有 5 个案例皆选此方取效，"乃知此汤之治肺气虚寒，诚屡试屡验，百发百中者也"。"喘嗽之有温肺汤，乃气虚肺寒的对之药，投之得安，无不立效。"

温肺汤组成：炮姜、肉桂、白术、半夏、黄芪、人参、茯苓、甘草、橘红、桔梗。治案举例：

1. 喘嗽

癸亥年九月，汪石老一仆妇，年二十余，极瘦弱。咳嗽，气喘促，不能卧，并一步不能移动，已经七日。所服之药，皆系防风、杏仁、麦冬、贝母、桑皮之类，愈服愈剧。视之脉极数乱，却极绵软无力。其数乱者，乃气喘促之故；其软而无力，则脉之真象也。余断为肺气虚寒，宜用温肺汤：炮姜、肉桂、白术、半夏、黄芪、人参、茯苓、甘草、橘红、桔梗。服一剂，是夜遂不喘，可以安卧。次日即能行走，再剂痊愈。（喘嗽例9）

原按：喘嗽之有温肺汤，乃气虚肺寒的对之药，投之得安，无不立效。前此里中有一仆人，时发哮喘。发时一连二十余夜不能卧，遇寒更甚。余以此汤投之，彼下人无参，重用黄芪二三钱，一剂立愈。嗣后将方时刻佩带身边，间一发时，照方市药一剂即愈……乃知此汤之治肺气虚寒，诚屡试屡验，百发百中者也。

不知何故，近来医家凡遇此证，必用麦冬、贝母以重寒其肺，否则桑皮、白前、苏子以重泻其气，甚至黄芩、花粉使雪上加霜，而病无瘳时矣。若告以当用参芪，则笑为妄诞；告以当用姜、桂、白术，则畏若砒霜。致使昔贤垂示后人之正法不能复明于世，无怪乎夭枉者多也。

2. 喘嗽

庚申冬月，棠友弟媳年二十余，出麻后，咳嗽不止。舍弟只谓麻后咳嗽为常事，正不经意。嗽渐甚，渐不出声，渐不能卧，不惟不能卧，并不能直坐，必俯首而坐。如是者十四昼夜，渐觉一息欲绝矣，棠友始彷徨告余。

余为诊之，脉浮候绝无，略重按亦绝无，惟中候有一线如蛛丝然，余深为惊惧，嘱其另延医视之。舍弟泣告，谓不但力不能延医，即延医至亦不过通套果子药，未必能有济于事。余思脉仅一线，指下模糊，此神气欲离之候也。细思之犹幸一线在中候，乃痰隔脉阻，未即脱去，若在浮分则死在顷刻矣。

立方用六君子汤加黄芪二钱，用参一钱，煨姜三片。服后略可侧卧，次日嗽声稍响，喉间有痰响，正似水鸡声。余谓幸未出汗，再一汗出遂难保矣。言未毕，汗大出，忙为借参三钱，仍照前药去半夏，倍黄芪，煎服，汗遂止。至下午，又忽口噤眼倒，手脚厥冷，竟欲绝矣。又急为借参三钱，照前药加附子、肉桂、炮姜，急煎灌下，又渐苏。次日棠友以田质资十金，买参救之，每日药二剂，共用参六钱，黄芪一两，附子、煨姜各一钱，既无汗，仍用半夏，余照前白术、茯苓、陈皮、甘草，更加姜汁，连服三日。至薄暮忽一大口吐出寒痰二三碗，便倒身而卧，直至次日早饭尚不醒，盖半月余未曾得睡故也。

以后每日只服药一剂，用参四钱，姜附各八分，更加姜汁。每日咯出硬痰共有碗余，另大吐出清痰二三碗，视之如清水，扫之极稠黏。其冷如冰，从口中过，觉齿舌皆冷而战栗。如是者吐七八日，共吐过清冷之痰有四五小桶。渐觉手足遍身肌肉皆空，内如虫蚁行动。盖肌肉经络之间，皆痰饮流注在内，非此温药，寒饮亦不能滑；非此补助正气之药，气弱痰饮亦吐不出；非此温补之药固其元气，痰饮即尽去，而元气顿空，命亦随殆矣。嗣后参渐递减至一钱，姜附渐减至五分，前药渐加归地，调理月余而痊。（喘嗽例7）

按：此症咳喘，服用温药后，每日咯出硬痰碗余，清痰二三碗，乃驱逐痰饮之象，邪尽入方入坦途。温肺汤加入附子属锦上添花之意。

3. 服药内伤

休宁杨园一汪姓之子，甫十七岁。壬午春夏间，微嗽起，附近医家恣用表散、清火并降气等药，服之甚多，加以胸膈胀满，饮食渐少，此脾虚之候也。更就名医，认为食滞膈中，恣用萝卜子、山楂、枳、朴之类，并用鸡肫皮暨诸消导药合为丸药，使之煎、丸并服，胀满更甚，更加气喘矣，此肺虚之候也。又于前药中更加苏子、郁金、桑皮之类，重泻其气，则气喘不休矣。每一呼吸，浑身筋脉俱掣动，肩抬背曲，鼻珠乱扇，许久不能睡倒。或用参少许，其附近医人力阻之云："如此气涌，安可用参？"其家彷徨无措，始迎余诊视。

余见其病状凶恶，脉浮空数乱，叹曰："此肺气欲绝之候也，何能奏功？"辞不用药。其家以嫡出只此一子，乃要紧之人，情迫非常，哀辞坚恳，许以重酬。余曰："此命难保，何云重酬？"怜其母词悲意切，勉用温肺汤，加附子一钱五分，人参三钱，服二日，脉稍敛，喘少定。询知小便少，每日空心用金匮肾气一剂，午服温肺汤一剂，每剂用术二钱，芪三钱，桂、附亦各二钱，人参四钱，姜一钱，橘红八分，一日服二剂。服数日，喘减其半。余藏有红元数分，为制丸药佐之，并前药每日二剂，连服十日，脉有根亦渐和缓，多进粥食，亦能食饭，亦可侧身卧倒，大有生机矣。

其时尚不能贴席仰卧，又于温肺汤中加姜汁五匙。盖拟肺窍中必有寒痰填塞，故加姜汁使辛入肺窍，滑出窍中填塞之痰，则喘可全止。余俱照前，每日二剂，服之增嗽。余曰："无虑。此肺窍中之痰栩栩欲动，惹得肺上作嗽，嗽则痰将出矣。"服二三日，果渐咯出细碎如豆粒之痰无限。余曰："此中尚有寒湿痰涎蓄于脾，乘于肺者，更令大口呕出为妙。"照前二方，又服数日，果然一呕，吐出痰涎碗余，如此数日吐数回，痰尽空矣，嗽止，喘大定，食大进。计服药二十七日，始能贴席仰卧，起居如常，毫无喘息声矣。询知每日能食饭三碗，粥八碗，酒肉

俱善餐。服至中秋边，已痊愈矣。（服药内伤例3）

第四节　血证有阳火阴火之分

血证有阳火、阴火之分："前贤谓血证皆源于火，有阳火、阴火之分。咯血、痰中带血为阳火，宜清；暴吐极多为阴火，宜补。阳火乃五行之火，可以水折，故可清；阴火乃龙雷之火，得阳光则伏，故宜温补，引火以归元。"

1. 痨证

江君洪南，自乙亥年五月咯血起，日服清火药不断而血总不止，却未暴吐，只是每日有数口，或痰中半红半白，每咯必有。似是阳火宜清矣，直清半年而血亦吐半年。至十二月初间，试请余视之，告以血总不止。余笑曰："总未服参，血何得肯止？"江君曰："难道人参也能止血？"余曰："止血莫如人参。"江君曰："诸医皆言吐血是火，一丝人参不可服。"余曰："一丝人参不可服，每剂数钱人参自可服。"为诊其脉寸浮空，尺沉涩。立方人参三钱，大生地三钱，丹皮八分，山萸二钱，山药一钱五分，茯苓八分，当归一钱，白芍七分，黑姜五分。服一剂，血便减十之七。服二剂，血全止。始悔用参之晚，为他医所误矣。因失血久而人软倦，饮食少，改作八味地黄汤加参五钱。服十日，又改作十全大补，共服药一月而痨证悉愈。（痨证例8）

2. 痨证

己卯九月，休邑隆阜宗家一女人，年二十二、三，初从咳嗽起，遂医成痨病。先由日服花粉、贝母、麦冬、黑参之类，声已渐嘶，喉微痛。后母家接回，延休邑最有名医人调治。以喉痛为火，每剂用黄芩八分，连服四十余剂，使声音全哑，喉痛增十倍，痛至不可忍，稀粥俱不能入，情急极矣。

因思数年前曾有嗽证，是余治好，又半产数次，是余用药调理，得生一子，以此迎余诊视。其脉细如丝，软如绵，面色青，舌色灰白。阅前所服之方，不禁叹曰："苦寒之药，害人至此。"余用六味地黄汤，重用地黄，加肉桂八分，人参二钱。服四剂，喉痛减半，略有声音，可进粥食。复迎为诊视，脉稍有神，余谓尚有一线生机。前方加附子八分，参仍用二钱。又服四剂，喉全不痛，可以吃饭，说话有声音。再以八珍汤、八味地黄汤相机互用，服药两月而饮食倍常，嗽全止，痰全无，病痊愈矣，宗兄喜甚感甚。（瘰证例13）

3. 血箭

一仆妇年三十余，素无病。忽左脚肚作痒，以指抓之，毛孔内鲜血一线流出，直射四五尺远，以樽盛之，血流盈樽。又换一大碗盛之，血又盈碗，遂昏晕仆地，其夫急奔求救。余曰："此血箭也。"令将百草霜厚掩患处，以布物紧缚住。予补中益气汤一剂，内用参、芪各三钱，加炒焦黄连三分，生地二钱，白芍一钱五分，灌下，人渐苏，血顿止。再剂痊愈。（血箭）

4. 吐血

乙丑秋，师山一男人，年二十余。大吐血，微咳嗽，其地与名医相近，日服名医药不断，总不外栀子、黑参、花粉、麦冬、天冬、贝母、旋覆花、枇杷叶、百部、苏子、白前、桑皮之类。直服数月，吐血不止，后无血可吐，单吐食矣。仍照前方服之不已，每食必吐，再想无食要饿死，然后迎余商之。

诊其脉微而无神，不惟不数，且迟且涩。余曰："此多服寒凉，至胃气虚寒不能纳食耳，依余用药，尚可保全。"用附子一钱，黑姜八分，白术一钱五分，陈皮八分，炙甘草三分，当归一钱，半夏曲八分，人参五钱。服二剂，吐减十之八。复为视之，再加肉桂八分，余俱照前，又服二剂，吐全止。服十余剂，粥饭日渐多，嗽止，热全退，服一月而饮食倍于无病时。自后守此方，减轻人参，调理不断，并以八珍作丸兼服，自此不复往看。（痨证例2）

5.痨证

庚辰夏月，休邑程兄迎为其令兄诊视。其令兄咳嗽，发热，吐血吐痰又吐食，喉微痛，痨证俱全矣。幸两侧可卧，有一线生机。诊其脉，虚大弦数，按之无力。阅其前方二十余纸，有用发散者，有用清火者，有用归脾汤者，其近日一方，则云感冒发热，竟用羌活、防风表药二剂，其人则各症倍增，奄奄一息矣。

余思吐食则胃必寒，宜温；喉痛则阴火上乘，宜滋，二者不可并兼。若温中以止吐，则不利于喉痛及失血诸患；若滋阴以降下，又不利于脾虚胃寒而吐食更甚，计惟八味地黄汤温而不燥，润而不滞。遂立方用大生地三钱，山萸二钱，茯苓一钱，泽泻八分，丹皮八分，山药一钱五分，附子八分，肉桂八分，加人参二钱，白芍五分。服一剂，热退不吐食，服二剂，血止嗽减，喉亦不痛，能食饭。复为视之，加当归、黄芪，服一月而愈。（痨证例15）

按：本案痨证，阅前方二十余纸，有用发散者，有用清火者，近日一方，则云感冒发热，竟用羌活、防风表药二剂，其人各症倍增，奄奄一息。吴氏以脉虚大弦数，按之无力，投以八味地黄汤，别开生面。

6. 崩漏

癸亥腊月廿四日，为许师母诊视，脉沉涩而迟，素有崩漏之证。告之曰："此气血两亏，大虚寒之证也。只宜温补，俾得春生之象，则气暖阳回，乃能嘘血归经，不可执热则流通之说，恣用凉血等药。若用寒凉，不惟脾胃益弱，不能进食，且使败血凝结，暂时停止。不逾时而气益衰败，冲突而出，如拳如块，尔时益难为力矣。况热则流通之说，俗解大谬。流通者，流通于经络之中，非流通使下行也。盖血随气而行，气旺则周流不息，血即随之而周行于身。故欲止崩漏，当使血归经，欲血归经，当先补气。气属阳，得温暖则阳回气旺，故曰热则流通。若气虚而寒则凝涩矣，凝涩则不能流行周身，而涓涓不断，成漏下之证矣，此证所以当用温补也。"

遂定方，用附子、黑姜各四分，白术一钱，黄芪、人参各二钱，当归一钱五分，山萸、枸杞各一钱，炙甘草三分，陈皮五分。私拟其必畏附子不肯信用。次年正月初二日，一见称谢不已。云岁内照方服二剂，久远之崩漏立止。因卒岁匆冗，未再服，昨又微下。复诊之，脉稍有神，照前方将附子、黑姜各加至六分，芪、术俱加重，外加枣仁一钱，制香附五分，阿胶八分。服药半月而宿疾全愈，饮食倍增，精神倍旺。素常唇舌干燥，服姜附后，唇舌俱润，件件胜前。（崩漏）

按：常有患者担心，服用大剂附子会不会"烧干锅"？郑钦安即曾遇此问题："问曰：俗云服姜附烧干肾水，果有是说乎？答曰：子不观仲景之用姜附，所以回阳也，阳回则津液自生，何以不烧干肾水而反生津液，生死人而肉白骨乎？此其中大有关键，昧者不明阴阳底蕴，畏姜附视若砒霜，不敢轻用，病家亦不轻服，相沿成风，牢不可破。犹其不知姜附乃少阴主药，仲景用之以扶少火而生气者也。"

本例崩漏服药姜附半月宿疾全愈，且患者"素常唇舌干燥，服姜附后，唇舌俱润，件件胜前"。所谓"阳回则津液自生"，唇舌由干燥而变为湿润，此案可证，担心者应释怀矣。

第五节　善治虚劳，倡用补养

吴天士对虚劳病证经治尤多，《吴天士医话医案集》即收录了26例，在单病种中数量最多，由此积累了丰富经验。

一、火分虚实，先要辨清

吴天士认为虚劳所现火热之症，首先要分清是实火虚火，二者不可混淆，"实火一泻即平，虚火愈清愈起"。

他说："痨证之证，固不敢谓无火，然火有虚实之分，非可一味用清。丹溪云：实火宜泻，芩连之属；虚火宜补，参芪之属。试问虚损之证，既失其血矣，又发热蒸灼其阴矣，又久嗽伤其肺矣，又出汗吐痰重损其津液元气矣，其火岂犹是实火乎？而曰为清之泻之可乎？"

根据其临床表现，他断虚劳为虚火为患，他说："痨者，劳也。劳伤亏损其气血之谓也，既亏损其气血，则大虚矣，故名为痨证。"

他对时医认虚劳为"火痨""实火"，肆行清泻、降气之法，反复予以尖锐批驳："奈何近世治此证者，若忘其名为痨证，竟易其名为火痨，绝无补养之功，一以清火为事。且不独易其名为火痨，更认其证为实火，不但清火为事，更以降气为先。清则元参、花粉、黄柏、知母，恣用不休，且更有用黄芩、黄连者；降则桑皮、白前、苏子、旋覆花，信手轻投，且更有用枳壳、卜子者。痨证必吐血，止血则曰茜根、小蓟；痨证必咳嗽，止嗽则曰紫菀、百部、枇杷叶；痨证必吐痰，清痰则曰麦冬、贝母；痨证必潮热，退热则曰青蒿、鳖甲、地骨皮、银柴胡。服之至脾损腹胀，食少作泻，则以谷芽、石斛为助脾之灵丹；服之使肺损气喘，不能侧卧，则以百合、沙参为保肺之神剂。服之无效，更多服之……使气血日亏，真元削尽，脉仅一丝，气存一息。"

"试思世之以清降治痨者多矣。其远者勿论，即耳目所及者，细数之千百人中有一二得生者乎？"对此他"目击心伤而无可如何"，尖锐指出，"凡见用清泻之剂者，百人百死，千人千死，无一得活，远观近览可数而知也"。堪称医医警世之言。

二、倡行补养，擅用人参

痨者，劳也。劳伤亏损其气血之谓也，既亏损其气血，则大虚矣，故名为痨证。既名为虚为痨，则当补当养不待言矣。在丹溪先生医学多精到处，独以六味加知、柏为治痨之方，实足贻祸于后世，然由来若此，日用如许清火降气、克削真元之毒药也。今不识其出自何书？得何传授？一见失血、咳嗽、发热等证，动以此种清降损真诸药投之，一医有然，更数医皆然；庸医有然，即名医亦无不然。使患此证者，以为此外更无他法，安心定守此药，直服至死而后已。屡死而医若罔闻，终不知变计也，良可叹矣！

余值此证，惟是脉已细数，形消肉脱，两侧不能卧者，肝肺损，脾肾绝，不能复救，亦付之，无可如何而已。否则相其虚之轻重而补之养之，往往得生，且生者颇多，不可谓非明效大验矣。而医犹必曰有火不可补，病人亦自谓有火不可补，要知此"有火不可补"五字，便是"必死不可救"五字耳。试思世之以清降治痨者多矣！其远者勿论，即耳目所及者，细数之千百人中有一二得生者乎？盖有之矣，我未之见也。

"既名为虚为痨，则当补当养不待言矣。"倡用温补法治疗虚劳，活人甚众。"余起此等证甚多，虽病之浅深不同，药之轻重不一，要之大旨不离乎是，则用补之法，百发百中，屡试屡验者也。""余于此种证，不论病起远近，但肝肺未损，两侧可卧，审无实邪者，即以参、芪、归、地之类补之。服后脉数必平，浮火必降，痰少嗽止，热退食进。可取效于崇朝，可收功于经月。"

实践中他多从脾肾两脏虚损着眼，肾虚者多选六味地黄汤或八味地黄汤出入，脾虚痰盛者取六君子汤加味，气血两亏者则用八珍汤或十全大补汤为基础。特别推崇人参，无论选用何方，人参在所必用，案中选用人参例次最多，这是他治虚劳的突出特点。尝云："止血莫如人参""降火无如人参""安胃止吐，莫如人参""人谓吐血不可用参，余谓吐血必须用参。"如病家贫困，无力购参者，则以黄芪代替之。

1.十全大补汤、八珍汤治案

（1）**劳倦内伤** 庚辰冬月，潜口汪相臣由荻港软床抬归，请余诊之。其脉迟涩而又歇至，胸膈胀闷，久未进食。耳聋，人事不清，骨瘦如柴，两手诊脉处肉下陷如枇巢。询知受病之原，已五十余日矣。其人向在荻港开杂货店，店务繁杂，忍饥受饿，日日有之。又兼每事必躬亲，渐至发热，浑身酸痛。此由劳倦内伤也，而彼地医家遂以为感受风寒，尽力发散，不愈；

加以胸膈饱闷，又以为停食，尽力消之，又不愈；便以为热证，又尽力清之。日复一日，人渐狼狈，始用软床抬归。再接医家又清又消，更加狼狈极矣，然后请余治。

视其症如此，其脉如此，其状如此，其五十余日来所服之药又如此，余亦意其未必能收功也。不得已予十全大补汤，内用人参二钱，加附子一钱、半夏八分。服一剂，便安神。服二剂，胸膈开，能吃粥。服四五剂，耳稍开，人事仍间或昏乱。加以黄芪二钱，枣仁二钱，圆眼肉七个，服至十剂，能食饭，熟睡，人事清，耳全不聋矣。再加丸药，调理痊愈。愈后饮食倍常，人发胖两三倍。（劳倦内伤例4）

按： 此案脉症形状，确系劳倦内伤也。奈何俗医又清又消，犯虚虚之戒，至更加狼狈矣。吴氏予十全大补汤加附子锦上添花，十剂而救此虚劳危症，显见功力。

己巳六月，有一令亲，年未四十，自都门至南省兼程而行，四五日渐觉浑身筋骨及肩背腰膝处处皆痛，每日午后便觉发寒，晚则轻轻发热，至天明口干舌涩，不喜饮食。省中医人有作疟疾治者，云是一路受热，用清散之剂，愈困；又有作风治者，云是途中遇风雨，风寒入骨，所以作痛，用驱风药，日渐软倦，不能举步。

余为诊之，脉迟涩软缓。告之曰："怯寒发热，非疟也，由于阴阳不和；其遍身筋骨痛，非风也，由于气血衰败。此劳倦内伤之证，只宜一味补养气血。"用十全大补加五加皮一钱，重用人参、当归，去肉桂，换作附子，以肉桂伐肝，肝主筋，今筋脉疼痛，则肝衰不宜再伐。用附子则能行参芪之功，又入肾，肾主骨，今骨痛，故更相宜。服四剂而精神强旺，寒热止，疼

痛俱减其半。再如前方，每剂加鹿角胶四钱，服十余剂而健饭，能步履，强旺如初。（劳倦内伤例6）

庚午三月，汪宅一令侄，人质瘦弱，又失血，咳嗽。挽余诊视，脉弱不数。余曰："乘此时未发热，脉不数，尚可治。"答曰："在此服药两月，绝不效，而血证常发。"因出平日所服煎方示余。余一见，不觉笑倒。他药之不对证且无论，方上头一味是木贼草，则万万意想所不及也。余为立方，因其人瘦，食量不如，用八珍汤加黑姜，余别后，信服余方。后都中南归，询之，其病痊愈不发，且考上秀才。（劳倦内伤例7）

（2）痨证 壬午二月在岩镇，方公度翁一令侄就便索诊。其人患痨证已久，诊其脉，浮虚软缓，喜其不细不数，两侧皆可卧，但面上时时发火。阅其从前所服诸方，亦不脱麦冬、贝母、花粉、元参、地骨皮、鳖甲之类。余曰："如此脉正好用补，补之尚可得生。其面上发火者，正是虚极之故，即所谓虚火也，虚火宜补。只虚，不必治火，能补其虚，火自不起。"用八珍汤加减，内用人参一钱五分，脾肾兼治，气血兼补。服半月，一切失血、咳嗽、潮热等症俱愈，更加善餐，脉气大回。再予八味丸一方，内加龟板、人参，嘱令煎、丸并服。越三月，相遇时几不相认，其人发胖数倍，旧病痊愈并不复。（痨证例17）

原按： 可见痨证原是虚极，只宜补养。世之行时名医，皆以清火为事，宜乎百无一生也。然而医人、病人总皆不悟。哀哉！

2.六君子汤加味治案

痨证 一女人年三十有五，患病已两年。多怒，多忧郁，发热咳嗽，吐痰咯血，胸腹胀闷，少进饮食，小腹左旁有一块如鸭蛋大。两年以来，所服药悉皆黄芩、花粉、丹皮、贝母、麦冬、天冬、桑皮、苏子、白前之类。服药不止百剂，日益增剧，已视为必死之证，竟置之不为调治矣。

甲子年四月初旬，嘱为诊之，以决生死。其脉弦细迟涩。余谓："若以世俗治法，断在不起。若依余用药，似犹可起。"脉迟而涩乃寒证，非火证也，至于弦细乃病久气血虚之故。其小腹结块者，乃肝脏阴寒之气，总不可用清润之味。竟用六君子汤加香附、姜、桂，每剂用参一钱。服数剂，血止嗽减，腹宽进食，腹内之块渐小，服二十剂而愈。（痨证例25）

3.八味地黄汤治案

乙丑秋，岑山一程兄，患虚劳已久。血虽止不复吐，而咳嗽、吐痰、潮热，日盛一日，日服名医药，用天冬、麦冬、贝母、元参、花粉、桑皮、白前、鳖甲、地骨皮、枇杷叶、童便，服过五六十剂，绝无变通，渐至坐立不起，危困之极。乘余便中，邀余视之。

其脉沉迟而细，乃虚而且寒之脉。视其面色，一团黑滞，舌上灰白苔，作呕，饮食少进。余予八味地黄汤，内用大熟地四钱，附、桂各一钱，外加破故纸二钱，木香五分，牛膝一钱，人参二钱。服二剂，便能起立行走，再服二剂，嗽减热退，饮食多进。遂乘舆至舍复诊，脉渐有神，面上黑滞之色俱退白。如前方内再加当归、陈皮，依方服十余日而一切痨证俱愈。（痨证例3）

下市黄宅一女人，前丁丑年三十八岁，咳嗽吐痰，百药不效。余以脾虚湿痰，用六君加附子治愈。已经六年，又复生二胎，至今壬午秋，复来诊视。

云又咳嗽、吐痰、吐血半年余矣。各处名公俱已医遍，总不效，仍来求救。诊其脉涩滞无神，绝不抵指。饮食不进，人已瘦削，前此非痨，今则真成痨矣。阅其半年来所服各家药方，悉是天冬、麦冬、知母、贝母、丹皮、地骨皮、百合、百部、鳖甲、青蒿、紫菀、茜根、花粉、元参、枇杷叶之类。余语病人曰："此种清火损脾之药已服一二百剂，真气亏尽，与前回不同，似难收功，奈何！"病人谆嘱云："前番亦是越医越坏，蒙先生救转，今仍来求救。"余曰："前此既已奏效，今回何不早来赐教，必要吃到这田地才来？"答曰："久已要来求看，因各先生俱云是火，一毫补不得，恐怕先生要用补药，故再四叮嘱，切不可到先生宅上来，误听此言，所以延迟至今。"余笑曰："彼辈俱云一毫补不得，我说十分补得，只怕补迟了无大益耳。"

余细探讨其脉，两尺不起，两关迟涩，右寸虚浮无力，总于指下不甚清楚。问："痰吐到地上，少刻如清水否？小便少否？"答曰："然。"余思前此系脾虚湿痰，故用六君奏效。此乃肾经无阳，阴水上泛为痰，当用八味。遂予八味地黄汤二剂，嘱加参二钱。服毕，复来诊视云："服一剂，痰便少十之七八，服二剂，痰全无，嗽亦减十之八九，血全无矣。"余笑曰："前诸医皆云是火，日用清火药，痰愈多愈嗽，血亦常咯不止，今用参、桂、附二剂，痰、嗽、血俱除去矣。此病可是火乎，不是火乎？诸名医之言可听乎，不可听乎？"病人曰："今悔之晚矣，求一力挽救。"余照前方又予四剂，脉出有神，六部分清矣，各症俱愈，惟饮食未能多，因改用十全大补。服四剂知饿，饮食加增，但又觉有痰。余思脾气已回，仍除去白术，照旧用八味。多服十余剂而元气渐回，饮食照旧日仍增加，面色丰满。仍令服八味丸，不可间断。（痨证例19）

原按：同一人也，同一症也，前以六君奏功，兹又以八味救转，用药之不可胶执类然也。今医家执定清火，果何谓哉？

第五章　医道卓识

前贤云："医以活人为务，与吾儒道最切。""医家奥旨，非儒不能明。"（张从正语）儒医援儒入医，以儒治医，借儒学研究医理，发展学术，而且将仁义道德纳入医道，提高了医家人文境界，丰富了中医文化，乃至"非儒医不足以见重于世"。典型如朱丹溪、张景岳、徐灵胎、陈修园，近代谢利桓、曹颖甫、萧龙友等辈都是儒医中的典范。

吴天士也是一典型儒医，有着深厚的文化底蕴，以儒治医，积学多年，所发议论充满真知灼见，是其作为儒医的一抹独特亮色。本章就其关于医家操守、道德、医道等中医文化予以整理归纳，以飨同道。

《医验录》三篇医话《破俗十六条》《医医十病》《兰丛十戒》，以破除时俗，针砭流弊为主旨，观点鲜明，语言犀利，颇多警世之语，堪称医医之病的精彩之作，颇有影响，值得品味，故本书予以全文收录。

第一节　兰丛十戒

　　欲奏医中之功，当先去医中之弊，约略计之，其弊有十。闲中一一拈出，榜之卧侧，以便朝夕警戒。偶为家坦公见之，欲附入《医验录》中。余止之曰："此余暗室自矢，不可以告人也。"坦公曰："使人同守此菩萨戒，即同证无上菩提，岂非灭度无量无边之大愿力，奈何秘之枕中，而犹存人我相耶？"余曰："诺。"遂录一通授之，亦愿与同志者共戒之。如非同志，则听其吐骂可也。

一、戒贪吝

　　自炎帝尝百草，轩岐阐发精微，历代圣贤，穷极理要，著书立说，皆苦心救世，而非有自利之见也。故凡业医者，当仰体往圣之心，先存济人之念，不可专藉此为肥家之计。若专藉此以肥家，则居平必不求其术之精，临证必不念夫命之重，惟是较量锱铢，操约取盈。其所需药料，只以土产贱草，采割充囊，千方一例，糊涂应付，一切贵料，概置不用。即间一用之，必令病人自备，力有余者，能自备矣；若属贫寒，力既不能自备，而我又吝不与，不将坐视其毙乎？况猝急之病，命在呼吸，病人力即能备，一时措备不及，亦与无力者同归于死矣，岂不重可叹哉！此贪吝之心，与圣贤救世之心全相反者也。此余之所痛戒也。

二、戒粗疏

人生他事犹或可率意为之，独至医之一事，必须细心考究，临证倍加战兢，然后能审脉辨证，用药无讹。若心粗气浮，不耐思索，病中疑似，错误必多，至于倥偬稠杂之际，尤须细心检点，不可苟且草率。若只图收尽末利，打发一空，诊脉时如拈子着棋枰，指一落便起；人众则如走马看花，一览而过，不究病原，厌人琐告。口干便云是火，发热即谓有风，便闭即攻，泄泻即涩，胀满即宽胸，喘嗽即降气，遇痛即云无补法，失血遂恣用清凉，夏令必云伤暑，冬月定拟受寒。致一剂之误，十剂难回，一时之失，百法难挽，此孟浪鲁莽之流，直以人命为戏者也。此余之所痛戒也。

三、戒偏执

医人用药，最贵灵通，最忌偏执。灵通则头头是道，不但圣贤之书可触目会心，即舆人仆隶闲言冷语，皆足以悟医事而通病情。若偏执则虽前圣至正之言、至当之理，待其摹样而行，偏又倒装逆挈，无一是处。总由学不圆通，性多执滞，或泥某书之一字一句，而不知曲畅旁通；或守一成之方，而不知揆时度势；或因一时之偶效，而终身守之不移；或因一味之偶乖，而终身置之不用；或牢记从人之师说，而一切名言俱置罔闻；或坚持一定之方法，而百种病状一例施行；又或偏于学东垣而执定升补，或偏于学丹溪而执定清降，或偏于学仲景而执定峻重，或偏于学守真而执定苦寒，偏则不全，执则不化，胶柱鼓瑟，误事必多。此余之所痛戒也。

四、戒势利

人生有贫富之殊，贵贱之别，至于性命则一也。故医人之视病人，无论贫富贵贱，当如释氏之作平等观，不可稍存势利之见，分别高卑。窃怪庸流恶习，势利迷心，遇富贵人则加详慎，即学识止此，无可详慎，亦必故为迟徊思索，闭目点首，手势推敲，曲作慎重之态，使富贵人感其慎重之意，而主顾不失，取利必多。至贫贱人索诊则轻忽之，或此告而回答他人，或屡问而视向他处，或无资而吝解药囊，或哀求而凶言唐突，使抱病而来者反增病而去，此势利之徒，存心最毒者也。此余之所痛戒也。

五、戒妒嫉

今有医者焉，见理明而用药当，吾称之颂之，重其道之能活人也。有医者焉，见理未明而用药鲜当，吾辩之，必详辨之，恐其道之误伤人也，皆非有私意存乎其间也。若夫妒嫉之流，道既不高，惟恐人之高于己，非恐人之道高于己，恐人之利不专于己也。故见他人用药，必加诽议，其于不当者，议之固宜矣；其于至当者，亦必创为不经之论。谓某药不宜，某药有损，欲病人必舍彼以从此而后快，甚至服药已效者，犹必巧言恐吓，谓效于今必贻害于后，使愚夫愚妇惧不复服，将既奏之功转败，已活之命复倾。其意不过欲取尽人之利也，遂尔不复顾人之命。此嫉妒之流，造孽至深而人品至下者也。此余之所痛戒也。

六、戒托名王道

古人用药，无论轻剂峻剂，总以君臣佐使配合得宜者为王道。若矜奇走险，于药性相反而相畏用以奏奇功，如甘草、甘遂同行之类，乃为霸道，以其虽奏效于一时，而不可为法于后世也。今人不知"王道"二字之解，但以药性和平轻微无力者，推为王道。服之不效则解之曰："王道无近功。"至药力峻重，君臣佐使配合得宜，实能起死回生，救危疴活人命者，反视为霸道，谬之甚矣。如仲景医圣也，《伤寒论》一百一十三方，其中非大发表即大攻里，非大苦寒即大辛热，非大泻实即大补虚，且一味数两，岂《伤寒》一书皆霸道乎？何为后世宗之不易也？近以医家不能认证，恐药味稍厚与病不对遂显弊端，以致失名失利，故宁以轻缓不切之药予之。若轻病原不必服药者，服之而愈，则遂认为此药之功；若重病服之而死，则曰此种药岂能杀人，又可谢为非药之过。于是守为秘诀，父以是传诸子，师以是传之弟，但期保守身名无失厚利足矣，岂曾一念夫人之性命所系非轻，病之生死攸关甚重乎？故今之所谓王道，非谓其能生人也，谓其能牢笼俗眼耳。盖轻飘之药，医人可不用担心，病人又无所疑畏，旁人执方又无可辩驳。更一医视之，又无从诋毁，非之无可举也，刺之无可刺也。孔圣所谓德之贼也，而奈何尊之为王道哉？噫！如是之谓王道，窃恐病人其鬼道矣。此余之所痛戒也。

七、戒选药误病

医人之视病，当如明镜之鉴形。明镜之在台，未尝顾存一形于其中也，惟随物赋形，斯形无不肖。故医人亦不可预存一成见于胸中，惟随病施治，随证用药，则药之和平者可用，药之峻烈者亦可用，总期于中病而止。缘医家认证不真，又因缪氏《经疏》述药性之过劣，遂不待见病用药，先选药以待病，不遵古法，不按古方，惟恐药性与证不对，致服之不安，招人訾责，遂将气味厚重有力者尽同毒草，一概删除不用。如六味丸，补阴药也，今则动云地黄滞膈不可用；八味丸，补阳药也，今则动云桂附辛热不可用；补中益气汤，气虚下陷之要药也，今则动云参芪助火不可用；六君子汤，治脾虚生痰之圣药也，今则动云白术、半夏性燥不可用；即至四物汤，乃养血之常药也，又曰当归辛温不可用。凡味厚有益人元气者，尽皆不用，惟选极轻淡清降者二三十味，如石斛、百合、扁豆、二冬、二母、二皮、花粉、黑参、桑皮、白前、苏子之类，无论中风、中痰、伤寒、虚损、久困、猝发之病，皆以此投之，初莫不谓和平无害也，而不知其大害存焉。以云补虚辅正，则如一线而挽千钧之鼎；以云泻实攻邪，则如寸草而撞万石之钟，欲其鼎之举而钟之鸣也，此必不得之数也。以故养瘿为患，使病轻者渐重，病重者顿死。犹之治国者，初未尝见其操刃以屠民也，然而大寇不为民除，大荒不为民救，酿成祸乱，忍视死亡，不杀之杀深于杀也。此余之所痛戒也。

八、戒恣用寒凉

甘温之药如行春夏之令，生长万物者也；寒凉之药如行秋冬之令，肃杀万物者也。故常服甘温之味，则气血充盈；日进寒凉之味，则气血衰耗。前圣云：人身赖气血以生，惟气血充盈，则百邪莫御，病安从来？气血衰耗，则诸邪辐辏，百病丛集。可见司命者当常以甘温益人气血，不可恣用寒凉以耗人气血。即有大实大热当用苦寒，亦惟中病则已，不可过剂。病去之后，即须以甘温培补，如国家不得已而用兵，平定之后，即宜抚恤残黎，休养元气；若穷兵黩武，好战不休，其国未有不亡者。奈何近日医家，语以温补药则云不敢用，至于大苦大寒，如黄连、苦参之类则信手轻投，并不萌一不敢之念。岂其不敢于生养，而独敢于肃杀；不敢使人气血充盈，而独敢使人气血衰耗乎？推其故有三焉：一则误信六气火居其二之说，而不得其解；一则认证不真，凡虚人偏觉火炎，内真寒者外偏显假热，不能审其火之为虚，热之为假，但就外貌治之，故信手用清，似对证而实与证相反也；一则用清不见破绽，盖温补药设一不当，其弊立见。前贤所谓温补药如阳明君子，苟有过，人必知之也。寒凉药投之不当，不即见其害。不惟不即见其害，初服反见其利，如虚炎无津液，口舌干涩，得清润之味，亦觉暂快一时。信用不已，遂至于元气日削而不可救。前贤所谓寒凉药如阴柔小人，至国祚已移，人犹莫知其非也。所以皆视温补为鸩毒，爱苦寒为灵丹，相习不觉，伤命实多。

姑就耳目所经见闻者，屈指计之：有停饮吐食反胃等证因于火衰胃寒者，日用黄连，致火益衰、胃益寒，粒米不能入而死者矣；有痨伤虚炎，日用花粉、黑参、知母、黄柏，致真元愈虚，虚火愈炎，则加黄连大苦寒以折之，致肺绝失音，胃败泄泻而死者矣；有吐血因于气虚不能摄血，亦用犀角、黄连，致气愈不固，血渐脱尽而死者矣；有三阴下痢，概以治热痢之法治之，用黄连、黄芩一剂而死者矣；有三阴久疟，仍用柴胡、鳖甲、黄芩、花粉而死者矣；有黄疸属阴，亦用山栀、黄芩、灯心、黄连而死者矣；有脾虚腹胀，反用黄连、童便，致脾衰不能进食，气衰便闭而死者矣；有中风脱证，亦用牛黄以引邪入里，且用花粉、黄芩、黄连，重损其真气而死者矣；有臌胀脉细，由命门火衰不能上蒸脾土，直用黄连、苦参灭其真火而死者矣。甚至有阴证似阳，用黄芩汤致不可救，用石膏白虎汤而立死者矣。如此死者，非死于命，死于药也。亦即目击心伤，不能匍匐往救，若犹不自加警惕，倘偶一错误伤在他人，孽在自己。此余时刻懔懔，倍加痛戒者也。

九、戒趋时希利

俗人耳食，谁辨贱良；病者志昏，何知高下。况曲高者和必寡，道高者谤偏多。齐人之傅无二三，楚人之咻盈千百（比喻学习或做事时受扰，不能有所成就）。若悔卞和之鲜人知，羡碔砆（似玉的美石）之易见售，遂舍夫往圣之所期，而思为流俗之所许。群尚轻浮，我亦如之；群尚清降，我亦如之；群尚平守，我亦如之。俗见动云是火，我亦固然；动云不可补、不可攻，我亦曰然。卑词媚语，趋附时流，逢迎俗见，何患名之不至而利之不归？然而病之真者弗问，病之重者弗问，病之猝急难缓者弗问。如是以图利，窃恐利盈而孽亦盈，利散而孽不与俱散也。此余之所痛戒也。

十、戒自满

戴叔明曰：医以活人为务，与吾儒道最切。则凡起一病，活一命，乃医人分内事，亦即吾儒分内事也，何足夸诩？况此中道理极精微，极变化！学问原无终穷，工夫不能间断，若因屡试屡验，辄自满足，不复研究探讨，虽得手于今，安知不失手于后？故须愈得手，愈读书，愈细心研索，兢兢手以人命生死相关为念，庶无愧为司命。若曰吾道已高矣，技已售矣，利已归矣，吾更何求？而仍终日苦心役志，博求无已耶？若萌此一念，即堕地之因，戒之！戒之！切勿犯此。

按：吴天士以儒治医，以仁心仁术行世，倡导"欲精医术，先端心术""品高者道自高"。"兰丛十戒"历数医中之弊十种，主要是从医德和医道两方面针贬时弊。其中讲医德者有戒贪吝，戒势利，戒妒嫉，戒自满，戒趋时希利等，提出医家应有的操守；讲医道者有戒粗疏，戒偏执，戒托名王道，戒选药误病，戒恣用寒凉等，提出医家应该戒除的行医弊端，在历代医籍中堪称难得一见的倡导医德医道的佳篇杰作。

第二节　医医十病

　　人有病，医亦有病。欲医人，先医医。人病不籍医，安能去病？医病不自医，安能医人？夫人病不医，伤在性命；医病不医，伤在阴骘。性命伤，仅一身之害也；阴骘伤，乃子孙之害也。第人之为病，多在百骸；医之为病，止在一心。心存济人，则诸病可起；心专利己，则诸病丛生。约计之，其病有十。大都非冒昧即妄诞；非残忍即贪鄙；非陷谀即奸狡；非卑陋即恶劣。种种病状，皆根于心，皆根于舍人利己之心。不肖愧无越人术，徒深杞国忧。窃恐膏肓之入深，漫陈攻治之良剂，若不嫌苦口，不畏暝眩，而能细咀其味，猛吞其液，顿令荡涤邪秽，遂而超脱尘凡。亦切广救生灵，定然世受福报。又何必蝇营狗苟，病其心以邀名图利，致造孽无已也哉！

一、医医不学无术之病

　　医以生人，亦以杀人。夫医所以生人也，而何以亦杀人？惟学则能生人，不学则适足杀人。盖不学则无以广其识，不学则无以明其理，不学不能得其精，不学则不能通其权达其变，不学则不能正其讹去其弊。如是则冒昧从事，其不至杀人也几希矣！甚矣，业医者不可以不学也。

或曰：医安有不学者哉？医必有传，或传之于师，或传之于祖若父，皆学也。抑知恃此以为学，其去学也远矣！非谓其传者不足为学，亦以所传之不足尽所学也。彼仅恃其倾耳听受之逸，必不复有心思研究之劳。且既守其一成不易之规，则必昧乎神明变化之理。一若岐伯、越人、仓公历代诸贤圣，皆不如其师、其祖、若父之足信从也；一若历代贤圣垂训之书，皆不如其师、其祖、若父之口语为足凭也。咦！如是而谓之学，其学可知，其医可知矣。

故善学者，不论有传无传，总非求得乎古昔圣贤之理不可也；欲深得乎古昔圣贤之理，则非多读书不可也。自《灵》《素》而下，以及于近代诸书，无不细心探讨，而又参考互订，就其旨归别其醇疵，辨其得失，弃其糟粕，取其精微，悉其源流，悟其奥义。夫然后识高理透，眼快心灵。凡遇一病，必认得准，拿得定，不为邪说所惑，不为假象所欺，不为俗说所挠，得心应手，实能起死回生，肉人白骨。以此言学则真学也，学真而术自神矣。岂仅仅得之听受之间，守其一成之规者，遂得谓之学哉？若仅恃此以为学，则必得其偏而失其全，得其浅而失其深，得其皮毛而失其神髓，得其俗套而失其真诠，甚且以讹传讹，终莫知其非者。

又且有一味世法，只教人行医，不教人知医者。但授以保名获利之方，而于人之死生置之勿问；或示以不担利害之法，而于病之缓急置而不言，而学医者遂谓道在是矣。及其临症施治，非隔靴搔痒，即傍皮切血；非画饼充饥，即鸩酒解渴。此术之不精，由学之不足也。此不学无术之病，所宜急医者也。

二、医医脉症罔辨之病

凡医人用药须先认症，认症须先审脉。审脉明，斯认症真；认症真，斯用药当。与以疗病也，何难之有？然而难矣。凡有一症，即有一症之寒热虚实。寒与热相反，虚与实相悬。在两人则彼与此各不相同；即在一人，其前与后亦非一辙。苟不有以辨之，其能不倒行而逆施乎？然其为寒为热、为虚为实，又不令人一望而知也。症之重者，大寒偏似热，大热偏似寒，大虚偏似实，大实偏似虚。若仅就其似者而药之，杀人在反掌间。此症之不可不辨也。于何辨之？即于脉辨之。

如伤寒脉浮、洪、数、紧，按之有力者，知其症为阳邪在表也；若沉而急数，重按有力者，知其症为阳邪入里；若浮大满指，按之如丝者，知其症为阴极似阳也。又如咳嗽一症，右寸脉浮数有力者，知其症为肺有实邪也；若浮软或沉小者，知其症为肺气空虚也。诸如此类，宜细心辨之。辨之至精，斯临症无骑墙之见，用药无相左之虞，而医之能事毕矣。

其奈近日医家决不言此，但曰某药可治某病，某病当用某方。至问起所用某药某方之症为寒为热、为虚为实乎？则茫然罔辨也。其不能辨症者，由于不能辨脉也。甚矣，辨脉为尤要矣！奈何著名一世远近推重之医，其误见多矣。常屡告人曰：脉作不得准。呜呼，噫嘻！脉作不得准，更有何者可作得准乎？从来症之疑似难决者，于脉决之。今反云脉作不得准，是全不知脉者也。即不知脉，又何能认症？故无怪其每以竹叶、石膏治阴证，芩、连、栀子治胃寒。甚至脉已沉迟，犹云有火；脉已将绝，犹云不可补。总缘不知辨脉，遂令流毒至此。虽昔贤亦有从脉不从症、从症不从脉之论，抑知所谓不从者，正深于从也。如沉、细、迟、涩，乃阴寒脉也，而其症却烦躁作渴，面赤身热，若以此为热症而清之则毙矣。惟补之温之，不从其假热之症，正从其真寒之脉，而非真谓症有不必从者也。又如狂躁力雄，逾垣上墙，此火热证也，而其脉却沉伏入骨，若以此为阴脉而温之则危矣。惟清之下之，不从其阴寒沉伏之脉，正从其热极反伏之脉，而非谓脉有不可从者也。总之，从其真，不从其假。不从者，其外貌；从者，其神髓。医家苟不辨此，未有不颠倒错乱，触手乖张者，一剂之误，命即随之。此脉症罔辨之病，所宜急医者也。

三、医医轻忽人命之病

谚云：医家有割股之心，若是则医之爱惜人命也至矣。安得有轻忽人命者哉！然观于今而叹其言之不验，或是古昔之言而于今不符也？如夏谚所云：游豫休助。而孟子叹之曰：今也不然。则所谓医有割股之心，亦犹夫夏时之谚也，今岂其然哉！若观今时之医，不惟无割股之心，若并无援手之意。病家殷勤延医，竭心力，费资财，希冀医能疗疾以安生。而医人若漠不相关，守定故智，以缓不切肤之药，每味与以三、五、七分，否则与清凉反药一剂，便怀利而去。绝不踌躇审顾，以期药之得效，病之得生。迨缓药渐死，或反药立死，又绝无引咎之心，愧悔之意。异日他家延治又复如是，是真以人命为戏也。其残忍惨刻不较之屠人而尤加烈哉！

推其故，皆缘于传授之讹，习俗之误，利欲熏心之害。闻名医之传人曰：药性勿厚，药数勿重，气薄剂轻，庶易于解手。是明教人以用药不必中病矣。为之徒者是忍视起死也，非轻乎人命而何？习俗之弊尤为可笑，谨遵名医妙诀，谓病重切不可为人担利害，只与轻轻数味，仍留原病还他。嗟嗟！延医用药，原为去病，若仍留病，何贵乎医？既留病，则必不能留命。若留一轻病，必渐加重；若留一重病，必渐至死。还他者，听其从容自死之谓也。可以生而必不救之生，本不死而欲坐待其死，其轻乎人命为何如？至于利欲之熏心，不待较而知之也。

学医之初，原欲藉此为谋生计耳，岂真是菩萨心而欲以此救世哉？故见夫享虚名而得厚实者，必尤而效之。彼名医一概用轻微，即学其一概用轻微；名医一概用清降，即学其一概用清降。以为名医之所以致富者在此，吾能学之致富足矣。若必舍此而别求真能活人之法非愚则迂，所以愈遵轻药易解之师传，共安于留病还人之习尚。一任急来，我惟缓受。所以往往有可生之机，必不用切当之药以相救；明明见相反之药，一惟随声附和以妄投。只恐失一己之名利，遂不顾人之死生。此轻忽人命之病，所宜急医者也。

四、医医遵守时套之病

天下事，莫便于套，而亦莫害于套。医而涉套，则至便而尤至害也。

夫病人之望医，犹望岁也。诚能用药切当，起死回生，以符病家之望，岂非莫大之阴功？奈之何以宽缓不切之套应之，使病轻致重，病重致死，宁不杀他人以造己孽乎？无如今之医有不得不从事于套者，何也？有人说，脱套用药以治人，必相与诽谤之，谗间之，使病人不敢服其药，使其道不得行而后快。若医者果立志救人，不图利己也，则固以道自重，不肯稍自贬屈，思所变计。无如业医者，皆以利己为事也。欲利己，则必效他医利己之法；欲效他医利己之法，自不得不同流合污，从事于众所共习之套，其套维何？其视病在影响之间，其议论为庸众所共之，为妇人、女子所共晓；其用药则不寒不热，不补不泻，又或宁寒无热，宁泻无补，气薄味淡，而又所用无多，不忧瞑眩。所以为时俗之所喜，为时流之所尚。斯能合乎时宜，入乎时派，且能趋时而得名，行时而获利，故共推为时套。时哉，套乎！苟不遵而守之，何以享厚实而肥身家乎？如或不尔，即是背时之医。欲认真治病救人，徒为他人争死活，而不能为一己争财利也，岂计之得哉？此医之所以不得不遵守时套也。

况时套之学，学也至易。不必费心思之劳，不必多研究之苦，不烦按脉切理，不顾生死利害，不待读书讲求，不待深究药性、详查病情，只学一二最易入俗之语。凡视一病，便云是火；或病人自以为虚，则云虽虚却不可补；或云只宜平补，不可过补；或云只宜清补兼施，不可温补。只此数语，便以投病人之机，动旁人之听矣。而于药则单择轻飘无力及清降损真者，共计不上三十余种，便足横行一世。凡治一病，即此三十种中，每种各少许，无论寒热虚实、男妇老幼及轻浅危笃者，悉以此投之。正如戴宽大之帽，不必各合人头；又如咀屠门之肉，何须真充入腹。至若参、芪、归、术等项，稍有益于元气者，概行删去不用。诚恐味厚之药，一有不当，即显弊端，招人指责，以致失名失利。不若轻清之味，微微用之，虽不见功，亦不即为害，而孰知其大害存焉。邪炽不能为之攻，正衰不能为之辅。甚至虚寒已极，犹云有火宜清；危笃已极，犹云平守勿急。由是病人命登鬼录，而医人则病入膏肓矣！此遵守时套之病，所宜急医者也。

五、医医药似对症之病

甚哉！"似"之一字，为害非浅也。夫似则大远于不似者矣！岂非其似者之犹胜于不似耶？抑知不似之害，人易知；似之为害，人不易知。孔子曰："恶似而非"者，不恶其非，而恶其似而非，良有已也。盖一于非，则人犹见其非，而非者可以改图；似，则人将信其是而莫辨其非，而非者终不知返，此似而非之为害甚于不似而非之为害也。若医之用药，坐此病者不少矣。

夫医之权衡，在于用药；药之妙用，期于对症。在医人用药，安有不以为对症者哉？无如今之所谓对症者，正其不对证也。如人身有一病，即有一味药对之，人身有十病，即有十味药对之。逐味按之，若无一味不对症也。识者从旁观之，却笑其无一味对症，何也？如发热，则用柴胡、黄芩、羌活、干葛之类，似也，至其热之为外感乎？为内伤乎？为阴虚、为中寒乎？不问也，但曰：此退热对症之药也。如头痛则用川芎、藁本、菊花、秦艽之类，似也。至其头痛之为风寒乎？为血虚乎？为虚阳贯顶乎？阴证头痛如破乎？不问也，但曰：此止痛对症之药也。如腹胀则用枳壳、大腹皮、厚朴、萝卜子之类，似也。至其胀之为食滞乎？为脾虚乎？为寒凝气结乎？阴水成鼓乎？不问也，但曰：此宽胀对症之药也。又如口渴，则用麦冬、花粉、知母、石膏之类，似也。至其渴之为实热乎？为虚炎乎？为阳邪入胃乎？为阴邪入肾乎？抑气虚无津，肾水不上升乎？不问也，但曰：此治渴对症之药也。如此之类，不胜枚举。彼所谓对症者，大都类此耳。

岂知古人用药中多变化，有似乎不对症而实对症者，不仅在形似之间也。其用药之法，有如上病下取，下病上取者，若用上药治上，下药治下，则似而非矣；又有从阳治阴，从阴治阳者，若以阳药治阳，阴药治阴，则似而非矣；又有通因通用，塞因塞用者，若以通药治塞，塞药治通，则又似而非矣。此皆貌似而实非者也。如阳虎貌似孔子，若徒取其貌之似，则阳虎亦大圣人矣！孰知其为大奸大恶也乎？药之似对症而实与症相反者，亦犹是也。无如业医者，不求其真，但求其似。以真者人不知，似者人易晓。故一得其似，而医人遂自负其明，病人遂深信其似，旁人无由见其误，他医亦莫得指其失。此"似"之一字，易于欺人，易于惑世，易于入俗，易于趋时，易于见售，易于盗名，易为人信而不为人疑，易为人喜而不为人畏。讵知其药与病全无涉者，此一"似"；药与病正相反者，此一"似"也；药不能去病反增病者，此一"似"也；药期以救命而适以送命者，此一"似"也。"似"之为害，可胜言哉！此药似对症之病，所宜急医者也。

六、医医曲顺人情之病

医有为病人之喜近，为旁人所称扬，为群医所款洽，而实为医人之大病者，曲顺人情是也。

病人何尝知医，遇病辄疑是风、是火；病人安知药性，对医自谓宜散、宜清。医人欲得病人之欢心，不必果是而亦以为是，未必相宜而亦以为宜，其曲顺病人之情有然也。或旁有邻居亲友来探问者，意念非不关切，医理未必精通，然每每自负知医，往往自出己见。但知病起何日，始于何因，便向医人拟为何症；未知病是真相，抑是假象，轻向医人增减方药。而医人遂极口赞其高明，不敢自出主意。未举方，先谦恭请教；即举方，又依命增删，其曲顺旁人之情有然也。近医以随波逐浪为良法，以同流合污为趋时。前医用药有害，亦必不议其非；数医议论未善，闻其言亦必附和为是。不求病家有实效，只顾众医无间言。是以千病一方，千医一例。无论缓急，总无敢异同。其曲顺医人之情，又有然也。

夫其所以曲顺病人之情，旁人之情，医人之情者，何也？盖医人意欲取资于病人，苟拂其情则病人必谓是坚持独见，不通商量，由是推而远之，而主顾失矣。医人欲籍吹嘘于旁人，苟拂其情，则旁人皆议为偏执骄傲，不肯虚心，从兹望而却步，不复为之荐举矣。医人更欲互相标榜于医人，苟拂其情则皆恶其攻人短，表己长，谗言布散，则声名减而财利去矣。此所以不得不曲顺人情也。

然吾为医计，果能学识高，道理明，而又认症真，用药当，实能起沉疴，救危命，何妨特立独行。每制一方，用一药，如山岳之不可动摇，依用则生，不依用则死。如或病人疑畏，亦必剖心沥血，为之析其疑，解其惑，使病人感悟，信服立效。在病人方称感不已，旁人自叹服不遑。医人即怀嫉妒，亦无从肆其菶斐之言。将不求名而名自至，不求利而利自归，又何必委屈周旋以图主顾，希荐举，避谗谤哉！无如医人未必能具卓然之见也。惟无卓然之见，而又恐获罪于人，失利于己，所以随风倒舵，唯唯诺诺，阿谀顺从，徒效妾妇之道，使人喜其谦和，忘乎司命之责，听人受误致死也。此曲顺人情之病，所宜急医者也。

七、医医轻药保名之病

曩常见病家危急之际，竭忱尽力，延请名医。名医用药不效，又更一名医。其方药大都相似，皆系极轻浮无力者，每味三五分，合成一剂，共计不过三钱有零。以病不能除，命不能挽，心窃疑之，得非名医不能用此种药，非此种药不能称其为名医乎？乃亲友多为之解曰：此名医保名之妙用也。盖其医至今日，其名已成，其利已盈，更何所求？若复认真用性重之药，设一有误，岂不失名？所以只用轻轻数味，留其原病，不至医坏，则无过可指，而其名乃得不损。余闻之，不禁叹曰：有是哉，名医之无良一至此哉！病家延请之时，举家仰望，竭力支持。药资之费几多，酒席之费几多，舆从工食之费几多，其为费亦不轻矣。在素丰之家不难措办，若寒俭之家非借贷即质典，总为救命计耳。而医人于此不一念及，只期保名以为己，不想竭力以救人，不亦忍乎？抑思病家费如许心力，费如许资财，岂请尔来保名乎？或是人子忧其亲，或是父母爱其子，哀痛迫切，跪拜求救，而名医绝无矜怜之心，只照寻常故套，予以不痛不痒之药少许，甚至有虚寒将绝之际，犹与以清润数味而去。病家茫然不知，只以此药出自名医，便捧为拱壁，珍若灵丹，急急煎服。其病尚缓者，服之不见功，则越日又复迎请；其病势甚急者，服之随逝，则曰名医自然不差，此药何得杀人，当是数尽，命自难保耳。嗟嗟！不保病人之命，而独保医人之名，此心安可问哉？

且名医之计亦拙矣。如果为名，则何不出其真实学问，审定病情，不可救则已，如可救则以重剂救之。况名医久为人推服，用药人必不疑。人所不敢用、不能用者，毅然用之，使病者起，危者安。人更啧啧称之曰，真医圣也，真药王也，此真名不虚传，高明迥出时流者也。岂不名益彰著，远近播闻，又何待兢兢乎恐药重有误，以为保名计乎？若用药有误，岂犹得为名医乎？又岂不用药以救命乃得保名，能用药以救命反令失名乎？吾不能为之解也。

或谓名医亦非专为保名，故意不肯用药。盖其所习惯者，此种不痛不痒之法，原非有真学问、真胆识，故不能用药，不敢用药耳。世俗素重其名，欲为回护，故以保名之说，曲为之解也。此论良然，然欲为其全无保名之念则又不可。彼始之浪得其名者，此伎俩；后之终保其名者，仍此伎俩。曾见名医嗔其子弟，偶用一二味厚之药，则痛叱之曰：用此味厚之药，设一有误，岂不丧名！若是则名医实欲以此保名，而非他人代为之解也。呜呼！但欲自保其名，而不念病势之危急，人命之死生，良心丧尽，阴骘大伤。虽令阳受虚声，窃恐阴遭谴罚，名纵得保，而其不能保者多矣。此轻药保名之病，尤宜急医者也。

八、医医吝惜药料之病

医人用药，有如用兵。兵不备不能御敌，药不备不能御疾。不能御敌则国危，不能御疾则命危，医故司命者也。凡御疾之药，无论贵贱，皆不可不备；备而善用之，善用之而又不吝不惜，乃可谓之良医。良者，善也；良医者，善于治病之谓也。又曰：良，良心也。医有良心，不虚受人财，不忍伤人性命者也。

若今之医殊不然，药性即取其至轻，药料即取其至贱。惟是土产之物，每斤只值数分，每剂所值不过数文钱者，信手乱投。若药料稍贵，每剂以两计、以钱计者，概置不用。即或不得已而用，所用不过二三分。而此二三分，犹不出自囊中，必另使病家自备。若他药虽贵无复有贵于人参者，且所用不过二三分，能值几何，亦必令病人自备耶？在病家何能预备，势必取之于市中。市人无疗病之责，只有取利之方，每以假借之物充之。病家不知审择，不辨真伪，增入剂中。其数既轻微，其质又低假，岂能应手奏效耶？不但此也，乡落无药肆之处，又须奔走道途，向他方采买，在病缓者，尤可缓图；若病势急者，不独低假不灵，亦切时日难待，往往有谋得药至而人已不保者，此皆吝惜药料之罪也。若医果贫瘠，情有可原；乃有医已致富而仍然吝惜不肯少用者，此其心果何心也？

余常与人曰：欲精医术，先端心术。心术端则心存不忍，不忍自不贪，不贪自不吝。无问贵贱，凡当用之药，必备而用之。即多用之，屡用之，而皆不惜。救一富贵人命，吾固无所亏；救一贫寒人命，吾固有所快。彼贫者于求药无赀、求生无路之际，吾以药生之，我所费无几，而彼所生甚多，宁不快然于心乎？彼贫人即不能报，冥冥中必有代为报者，而况仁人君子之心，报与不报具非所计也。此则真良医也——真有良心而又善用药以救人者也！如或不然，忘其为活人术，而但以利为事，较锱铢，争毫末，一切价贵之药，吝惜工本，概不备用，而使缓急莫济，危困莫苏，虽不失利却已失德。失利则失之东隅，旋收之桑榆；失德则不及其身，即及其子孙，良可畏也！此吝惜药料之病，所宜急医也者。

九、医医妒忌谗谤之病

尝读《诗》至"巷伯"之章，有曰："取彼谮人，投畀豺豹。豺豹不食，投畀有北。有北不受，投畀有昊。"因思《诗》三百篇，类皆温厚和平之语，虽怨而不怒，独此诗恶之深，怒之至，痛切言之，而绝无温厚和平之气，何也？良以彼谮人者，即妒忌谗谤之人也。以妒忌之心，肆谗谤之口，其为祸至烈，其为害至无穷也。斯人也，在朝则排斥忠良，在家则离间骨肉，处乡里则党邪攻正，处朋友则覆雨翻云。或损人财物，或破人身家，或坏人行止。种种恶戾，其害无穷，然犹未即令人死。

若在医道中，其害直令人死，何也？从来学识高明者，心愈谦虚；学识卑陋者，心多妒忌。妒忌者，恐高明之医功高而利厚，于己遂成冷淡生涯。故簧鼓其舌，颠倒是非，以惑乱人之听闻，使病人不趋彼而趋此，则其利可夺。若是则不过为利见耳，何尝欲令人死，而不知人之死实由之。

余亲见夫妒忌而谗谤者矣，窥病家有欲延某医之意，彼即预为谤之，谓某医切不可近，某医之药切不可尝。言之醇切似是一片盛心，遂令病家畏而终止，而病由之渐深矣。迨病家既延某医，则又谤之曰：虽取效于目前，必遗祸于后日。后日一复，不可复救。有明达者，不为所惑，得收全功；若愚昧者，闻而惊惧，改途易辙，使已成之功复败，得救之命复倾。则是谗谤于未延医之先者，阻病人求生之路也；谗谤于既延医之际者，绝病人救死之药也；谗谤于取效之后者，复令生者归于必死之途而后已也。

嗟嗟！彼即无活人之术，而又使病人无求生之路，无救命之药，而归于必死之途。其恶可胜诛哉？故曰：在医道中直令人死，其害为尤大也。夫所以为此者，无非欲损人益己耳。究之在人未必损，而在己亦未必益。彼活人之功昭昭耳目，虽一二人谤毁之，其如千百人称道之。即庸众之流，一时为所惑，久之窥破伎俩，方将讪笑之，吐骂之。虽复巧言如簧，讵复听之？徒然自丧其心，自作其孽，使人见而鄙之。其品益卑，其行益污，秽恶腥闻，真为豺豹所不食，有昊所不受也。独不知有昊将何以处之耶？更有人焉，言甘如蜜，心毒如蝎。其妒忌之意隐而不彰；谗谤之言，曲而不觉。此不令人知其妒忌谗谤，而实深于妒忌谗谤者，均为世人所深怒而欲取而投畀焉者也。此妒忌谗谤之病，更不可不医者也。

十、医医欺哄诈骗之病

医之中有其品至下，其为病至深而莫可救者，欺哄诈骗是也。

夫医之为道，贵诚笃端方，奈之何有欺哄为事、诈骗为心者？原其人道不足以活人，人皆弃之，门前冷落，衣食迫肤，百计图利，利卒不至，因而思一骗之之法。骗则不得不欺，不得不哄，不得不诈，是欺与哄与诈皆所以为骗之地也。患此病者，犹之瘫癫痫疽，至秽至恶，人不常有，亦未尝无。姑就目击者言之：有病本轻浅，不药亦将自愈者，若人故为凶恶之言，使病人畏死而求治之念切；又夸以举世罔知，惟己独能，使病人欣喜而仰赖之心专。由是议定厚资，一药而愈，便自居功，怀利而去。此虽计端却未杀人，其罪犹轻也。乃有病势危急，旦夕就毙，神仙莫救者，诸医尽辞，一医独任，力言包好，否则甘罚。病家喜出望外，不复惜财，骗财到手一剂而毙。此原是必死之人，犹非特杀，其颜虽厚，其罪犹可原也。

若夫命介生死之交，全赖得当之药以生之。而若人不识病情，不顾利害，动云保治。巧言蛊惑，议酬若干，先付其半；大言不惭，孟浪用药，使可生者不生，此真骗其财而又杀其命者也。更有他医服药有效，将渐次收功者，或已痊愈偶尔又复者，而若人巧说以夺之，或云前药不可再服，再服必将有害；或云前药补早，尚须清开，然后用补；或云服参太多，必将发作为害，宜以药解之；或云前药太温补，致有火起，只宜清补兼施。百种簧口，使病人疑惧，顿令弃彼从此，去生就死。又暗使旁人吹嘘，得财瓜分，共相夸奖，使病家深信而不疑，遂慨然先出财，后受药。孰知药与前医相反，人即与世相违矣。此皆骗财杀命，罪不容诛者也。

又有一种骗法，凡治一病即要病人合丸药，以丸药无从辨认，可任其欺哄故也。病人索方，则云此祖传密妙，从不传方；且多珍贵之物，即与方亦无从觅药，惟议价代制。富者索以数十金，贫者亦勒以七八金。得财到手，仅以钱数一剂药应之。愚人多坠其术中，待悟破时，人与财已两亡矣。然后怨恨而吐骂之，有何益乎？

又有一种以丸药骗人者，不论病之轻重，只论药之贵贱。定例上料几两，中料几两，下料几两。富人则诸以用上料，贫人亦劝以用中料，必不能亦必勒以用下料。世岂有富病恰当用贵料药，贫病恰当用贱药者乎？其如妇人女子，不明此理，多为所哄，遂多丧命。

各种骗法，有身受而切恨者，有旁观而窃笑者，而骗人之医恬然不觉也。余非敢悬照孽镜，预使奸恶无遁形。第愿燃昏衢灯，欲使沉迷登觉路已而。极知此一种病，最为难医，然非必不可医。释氏云：放下屠刀，立地成佛。乃知佛不难成，惟屠刀难放下耳。苟能刮骨涤肠，痛自攻治，放下欺哄诈骗之心，立变为端方诚笃之品。品高者道自高，能见重于人，必无亏于己。又何俟日夕劳劳，弄巧反成拙哉！妙药妙方，和盘托出。如讳疾忌医，不谅婆心，但嗔苦口，狂言吐骂，掷地咆哮，则当正告曰：人事昏乱，深入膏腴，纵有灵丹，不能下咽矣！请辞。

按：本节开宗明义："人有病，医亦有病。欲医人，先医医。

人病不籍医，安能去病？医病不自医，安能医人？"由此吴天士对医家流俗毛病十种，"大都非冒昧即妄诞；非残忍即贪鄙；非陷谀即奸狡；非卑陋即恶劣。种种病状，皆根于心，皆根于舍人利己之心"。因之予以尖锐的批评指斥。

归纳一下，医医之病主要集中于医家操守和医道两方面。操守方面主要揭示的是妒忌谗谤，欺哄诈骗，轻忽人命，不学无术，轻药保名等方面；医道方面主要批评了固守时套，脉症不辨，曲顺人情等毛病。"医之为道，一言之得失，即系人之死生，岂亦可不论不议，以为全吾厚道乎？若不论不议，而竟听人之受误致死，又何厚道之有？故凡一言之得，吾师之；一言之失，自不得不谆谆乎辨之。辨之者，诚欲著轩岐之理以冀人之生，非欲表一己之长，以形人之短也。"（《吴天士医话医案集·凡例》）本节可谓"医之为病无遁形，医医之法无余蕴"，堪称医医之病的锐利檄文。

第三节　破俗十六条

从来高妙之道，必大远于俗情，而庸俗之谈，最有害于正道，凡事类然，惟医尤甚。夫医之为道，动关死生，尤不可狃于习俗，而不为之正其失，辨其非也。昔人云：刘朱之道不息，轩岐之道不著。况俗说之背道，又非可与刘朱同语者乎。因之根据真诠，破除谬妄，岂同妇舌好为雌黄？亦出婆心，虑能变白耳，识者谅之。

一、俗说万病皆生于火

又云人身之中，火居其二，故火病为多。又尝亲耳闻名医云：凡病皆是火，试看"病"字，下是"丙"字，丙乃火也。如此等说，莫不奉为格言，殊不知谬妄可笑。万病皆生于火，岂伤寒、中阴等证，亦生于火乎？气虚下陷、脾泻清冷等证，亦生于火乎？魄汗淋漓、气脱、血脱等证，亦生于火乎？脏寒腹满、水肿臌胀、中寒吐泻等证，亦生于火乎？

所云火居其二者，以君火、相火为二火也。抑知脏腑各分阴阳，五行各居其二。君火属心，心属手少阴丁火，相火属三焦，三焦属手少阳丙火，火之为二，固矣。然肺属手太阴辛金，大肠属手阳明庚金，金亦二也。肝属足厥阴乙木，胆属足少阳甲木，木亦二也。肾属足少阴癸水，膀胱属足太阳壬水，水亦二也。脾属足太阴己土，胃属足阳明戊土，土亦二也。是金、木、水、土皆居其二，而独以火为二而畏之深、灭之力，何也？至名医所云"病"字以丙为火之说，余幼时从旁闻之，窃笑其与王荆公《字说》"滑"乃水之骨，同一见解也。后偶见笑话书中，有谑骂僧人一条，不觉拍案笑曰："名医学问，正从此得来乎？"真匪夷所思也。其笑话云：有人问"病"字如何从丙？答曰：凡病是火故也。又问"疾"字如何从矢？答曰：凡病之来，如矢之速也。问者深服其解，因又问曰：然则"痔"字从寺，何也？答曰：子未知乎？其患处乃小僧人往来出入之所耳。此绝妙谑语也。而名医遂以从丙是火为妙解，认真凡病是火而清之不已。设若作外科治痔患，岂不真欲杀灭僧人，拆毁寺宇耶？可笑极矣。

二、俗说我是火体，毫不可用补

此说误命最多。只闻风鉴家分金、木、水、火、土之形，未闻服药者分金、木、水、火、土之体。况又未闻有金体、木体、水体、土体，何得独有火体？人之脏腑各分配阴阳、五行，又安有专以火为体者？其故由于病人偶为庸医所误，于不当用参之病，偏妄用参二三分，再或他药又复不对证，服之不安，而病人遂独归咎于参。医人又欲自掩其误用之失，因诳之曰：原来尔是火体，用不得参。病人遂梦寐志之，毕世戒之，虽至大虚大寒危迫之际，犹曰我是火体，切不可用补。庸医深信为然，遂束手不敢用补，坐视其死而不为救。"火体"二字之害，可胜言哉！余尝亲见许多病重命危之人，自执火体，坚不用参，余力为辟之，投以重剂参、附得以回生者，不知几几。愿病人、医人细审其理，勿泥俗说，自误误人也。

三、俗说病虽虚却补不得

病人便深信之，抑知其说自相矛盾，为可笑也。病不虚则已，既是虚，便当用补，如何又补不得？如人既已饥寒，自当予以温饱，若云饥寒而又温饱不得，有是理乎？揣其意，以为虚而有火，故谓不可补耳。抑知虚而有火，即是虚火，正当用补，补则虚回而火自降。丹溪云：实火可泻，芩、连之属；虚火可补，参、芪之属。夫丹溪主滋降者，且云虚火可补，更复何疑乎？今人喜清降，动云吾学丹溪，至丹溪虚火可补之说，却又茫然不解。然则学丹溪者，单学其偏处、弊处耳，至真学识处，则全未领会也。如学书者，单学败笔，有何益哉？愿治病者，先审病，再用药。审定是虚病，便放心用补，无火固补，有火亦补。只论虚，不必论火，补其虚火自退。如作文字，先须审题。比如此是"虚火"二字题，只从"虚"字上着想，方中题窍，若泛做"火"字，便通入"实火"之火矣。以虚题，通作实火之文，便不成文；以虚火病，通用实火之药，岂能疗病哉！奈何医家不审虚实，但执"补不得"三字，如"莫须有"三字一般，便断定虚人罪案，使监守虚牢中，安心待毙而莫之救，亦可哀矣。

四、俗说后生家不虚，不可补，又谓孩童纯阳，更不可补

守此俗说，所以杀人无算也。余尝亲见老名医为一后生治虚证，后生问："可用得人参否？"名医曰："尔今年几何？"答曰："我二十岁矣。"名医曰："二十岁便要用参，何时用得了。"闻者叹为名言，抑知此至不通之论也。用药只论证，岂论年纪？若实证不当用参，不但二十岁不可用，即八十岁亦不可用；若虚证必当用参，不但二十岁当用，即半岁孩童亦当用。若云二十岁虽虚亦不可用参，彼虚人岂能坐待数十年，然后用参以补之乎？况乎虚劳之证，偏多在少年人也。至于孩童其质脆嫩，尤易成虚，薛立斋先生云小儿易为虚实。此"易为虚实"四字最妙。如食啖稍多即内伤，风寒一触即外感，此易实也；消导稍过脾即弱，表散略过汗不止，此易虚也。盖小儿气未盛，血未旺，骨未坚，肉未满，脾胃卑弱，脏腑空虚。如桃梅诸果未至成熟之时，其核尚软，核中之仁犹是水浆；又如树木老干虽斧斤不易伤，若初发嫩条，指略攀便折。孰实孰虚，不较然易辨乎？奈何不顾此脆嫩之质，而任意清之、散之、消之、降之。

虚极则发热痰涌，吐泻交作，渐成慢脾。慢脾者，脾气欲绝而散漫无收拾也。乃又以牛黄、紫雪通利而镇堕之，其能复有生机乎？呜呼！孩童之欲得为后生也，难矣！后生之欲复为孩童也，易矣！

五、俗说清补兼施

今名家亦常为此说，遂相习惯，而不知其说之非也。"清补"二字，不能联贯。盖一清一补，彼此相反，如伯劳与飞燕，生性各分东西，不能强使合做一处，故宜清者，断不可杂之以补，补则不能清矣；宜补者，断不可加之以清，清则不复补矣。清之味必苦寒，其性降下，如行秋冬之令，肃杀为事者也，宜用之于病邪未去之时；补之味必甘温，其性升发，如行春夏之令，生长为事者也，宜用之于元气未复之候。故用清则曰清降，用补则曰温补。凡用药须先审病，审明宜清则清，宜补则补，何得模糊夹杂，于补之上加一"清"字，清之下易一"补"字。若用清又用补，既用补又用清，是南其辕又北其辙，使五脏神将何所适从乎？即清暑益气一方，乃为暑月壮火食气，故以此清其壮火，使不食气，而气乃受益，并非清与补兼用也，且此方单为暑月而设，非可概施于三时体虚之人，并不可概施于暑月无火之人。惟痨证虚火上炎，则补以滋之，不似他证之可用温燥，却非补而又清，且虚火上炎者，一补火便降，丹溪所谓虚火可补是也。若用清则元气愈虚，虚火愈起，盖清之味必苦而下降，柯柏斋云：苦寒之性，不久下注，下注则下元愈寒，虚阳被寒性逼而上行，则上焦复热愈甚。可见痨证有虚火者，亦不可补与清兼行，况他证乎？且痨证多有服八味而愈者，又有当用归脾、八珍及十全大补者，是补痨药中并不拘泥一"滋"

字，而于凡补剂中，又何必牵搭一"清"字？乃世之为此清补之说者，缘医家认证不真，既似乎虚，又似乎有火，故创为清补兼施之名以欺愚俗，若谓是虚，吾用补矣，若谓有火，吾又清矣。因之相传有清补兼施之法，而庸流俗子遂从而遵信之，甚至大虚大寒，病势危急者，虽温补、峻补尚恐无功，而彼犹哓哓然曰：当清补兼施。讵知补力未至而清味迅行，非徒无益而又害之矣！愿司命者究心真实医理，勿道听途说，狃于习俗而不之察也。

六、俗说用药宜轻浮，便于解手

尝闻有自诩其得师之秘传者，实此一法。若然则是名医之传人，单传以认证不真，用药不当，治病不效之法乎？此万不可为训也。解手云者，明是用药有误矣，一回有误，第二回解之，二回有误，第三回解之，若再有误，势不得不更一医解之。在病之轻而不至伤命者，犹可屡为更易。若猝中阴证、类中虚脱等证，命在呼吸者，禁得几回更易，几回解手乎？即使轻浮之药无害，然终不能起沉疴，救危命，反使因循增剧。名为无害，而实有大害也。呜呼！相传如此，安望有人轩岐之域，而登卢扁之堂者？医道之衰，人生之不幸也！更可怪者，用补益之药，则确遵轻浮之训，不过百合、石斛、葳蕤、扁豆之类，所用不过三五七分，犹之以发悬鼎；至于用寒凉药，偏又不顾性重味厚，黄芩、黄连、石膏、苦参等项，信手轻投，却如摧山倒海，使阴寒之证立刻见杀，又无怪乎名医传授轻浮之法，犹为缓手杀人之法也。

七、俗说附子有毒不可用

抑知凡攻病之药皆有毒，不独附子为然，所以《周礼》：冬至日，命采毒药以攻疾；《内经》有大毒治病、常毒治病、小毒治病之论。扁鹊云：吾以毒药活人，故名闻诸侯。古先圣贤，皆不讳一"毒"字。盖无毒之品，不能攻病，惟有毒性者，乃能有大功。凡沉寒痼冷及伤寒中阴等证，非附子不能驱阴回阳，故本草称其有斩关夺将之能，有追魂夺魄之功。正如大将军临阵赴敌，惟其有威猛之气，有战胜之勇，方能除寇乱，靖地方，奠民生，安社稷。凡此等功，岂可责之文弱书生及谦恭谨厚之人乎？今人不思附子有起死回生之功，而但因"有毒"二字，遂禁锢不用，使阴寒之证无由复生，抑何忍也？又何愚也！且有病则病受之，亦无余性旁及作毒，即使有毒，却能令人生，有毒而生，不胜于无毒而死乎？况又加以炮制之法，尽去其毒矣，而犹必兢兢以有毒为戒，则愚之至矣。余尝亲闻名医自夸云：吾行医一世，一般不曾用一厘附子。吾屈指名医行道五十余年，此五十余年之中，岂竟不曾遇一阴证伤寒乎？若遇阴证伤寒，而彼必不用一厘附子，更有何物可代？何术能救此疾耶？此其所以遇阴证，亦云是火，直以黄芩、石膏竹叶汤等，一剂杀之，比比而是，历历可指也。此则真大"毒"也。

八、俗说夏月忌用桂、附辛热等药

若则治病用药不必论证，只论四时可矣。夏月天炎，便用寒凉药，冬月天寒，便用温热药，春秋不寒不热，便用平和药。自古至今，有是理乎？且必夏月绝无虚寒之人，绝无阴寒之证，然后可抑知夏月不但不能无虚寒之人，而中阴、中寒之证，在夏月偏多，正如伤寒在盛冬，乃属传经阳证，偏要用石膏、大黄、三承气之类，岂以冬月天寒，便当忌用寒凉耶？若夏月本属伏阴在内，而人又多食冷物，多饮凉水或冷水洗浴，或裸体贪凉，故中阴、中寒之证，夏月更多，岂以夏月阴寒之证，亦忌用温热以视其死耶？在夏月，疟、痢两证最多，而此疟、痢中亦多夹阴之证，即当同伤寒阴证治法，非温补不能救，而况乎直中阴经之证，舍桂、附更将奚恃乎？第人不能辨认，故只知温热当忌耳。岂知寒凉杀人，易于反掌耶？往往见治夹阴疟、痢，亦同治邪疟、热痢法，直以黄芩、黄连、大黄杀之。遇中阴寒证，不曰中暑，便云受热，并不疑到阴证上，所以一直用白虎汤、六一散、香薷饮之类杀之。彼既杀之，而犹切切告人曰：暑令忌用辛热。辛热固忌矣，不知寒凉杀人亦当忌否？

九、俗说桂、附灼阴不可用

此说犹近似，人皆遵信之。然亦有辨，未可概以灼阴而禁之，以误人命也。阴虚者，畏灼矣，阴不虚者，亦畏灼乎？阴虚而阳有余者，畏灼矣，阴不虚而阳又不足者，亦畏灼乎？惟是阴虚而脉躁气盛、胃强善食者，方可用纯阴药，所谓壮水之主以制阳光，不宜桂、附、姜、术等一派纯阳温燥之气以灼其阴。若阴虽虚而脉软脾弱，食少气馁者，再用纯阴药，不惟孤阴不生，且使滞膈损脾，消削元气，须少加桂、附于六味群阴药中，使有一线阳光以济其阴，如一夫而御群妾，方成生育之道。不惟不灼阴，正所以生阴，非欲加桂、附以补阳，正使桂、附引阴药之补阴。况又非合姜、术一派纯阳温燥之药，更何虑其灼阴乎？然此犹为阴虚者言也，至于阴不虚而阳虚，阳虚而阴弥炽者，即谓之阴邪。或为阴水上泛，溢于肌肤；或为阴湿生痰，涌于胸胁；或为浊阴不降，上干清道；又或阴气上攻，不能归元而作痛；阴寒凝结，不能运化而胀满。种种阴邪，正须大剂温补，培肾阳以逐阴火，燥脾土以除阴湿，升清阳以降浊阴，助命门以摄阴气，补土母以开阴凝，总非桂、附不为功。此桂、附之在所必用，欲其消阴而不虞其灼阴者也，所谓益火之源以消阴翳也。何乃不知分辨，概云桂、附灼阴不可用，于阴邪炽盛之证，犹必畏而戒之。此犹之严冬久雪而犹畏近日光，裸体冻僵而犹戒勿衣絮也。何弗思之甚也！

十、俗说治重病，先须用药探之，方为小胆细心

愚谓此非小胆也，非细心也，第无目耳。试看门前无目乞儿，以竹棒点地，探途路也，扣墙摸壁，探门户也。纵探知是路，又不知两旁是水是山，前边是坑是埂；纵探着有门，又不知是庙宇是住宅，且不知是衙门是朱户。何如有目者，一目了然，既看得清又毫不费力，何等爽快。故治病而用探法，再探不着，即探着亦探不清。况从来重病最易哄人，大实偏似虚，大虚偏似实，大寒偏似热，大热偏似寒。探着相似处，必与真处相反，再待探着真处，而前之反药已不可救矣，此探之为害也。惟有目医人，一眼觑定病之真情，断不为似是而非之假病所眩惑，即于其真处斟酌审顾，或大泻实，或大补虚，一发中的，使久病立效，危病立安，岂不直捷痛快，何用东掏西摸，作瞎子行径。若危急之证，岂能待尔从容细探？又岂堪一探不着，复探几次乎？甚矣！"探"之一字，非良法也。

十一、俗说人有生来服不得参者

此医家误人而人遂自误也。人参，一草根耳，亦一药耳。

他药皆草根树皮，未见有服不得者，亦并未有服之而稍疑者。至于参则未服先疑，因有谓生来服不得，终身不能服者，此必无之事，而人误信之，直至死而不悟也。夫参之为物，真有起死回生之功，第在病有当服不当服之殊，而在人断无有服得服不得之别。病苟当服，多服愈见功，病若不当服，即少服亦见过。今医家视参如毒，本不知用，而于不当用参之病，偏又误用三五分，用之不安，遂曲为之说，以为此生来服不得参者，而人遂深信之。终身守其说而不知变，以至虚脱危殆之候，犹戒医者曰：我生平服不得参，切不可用。而庸医以耳为食，信以为然。由是断绝回生之路，安心坐视其毙，真可叹也。

十二、俗说痛无补法

又云：诸痛无补。此说未可尽非，然未可拘执，若执此说，杀人多矣。惟是新伤食滞，污血积聚，挟热下痢及外患火毒证等痛，自然不可补。若脏寒阴证，气虚血涩，寒证下痢，胃脘寒凝及外患阴毒等项痛证，非用参温补其能疗乎？前贤有云：人参能止胸腹痛。现以人参止痛，安可谓痛无补法？若执定痛无补法，必渐至死。故医之为术，贵灵通变化，最忌执着。若执着不通，虽遵《内经》语，亦足误事，况其为庸识俗见哉！然而"痛"之一字，难言之矣。

十三、俗说产后服不得参

此极不通之论，不知出自何书，有何引据而为此语，以误人命，遂令家喻户晓，莫不镂心刻骨而信从之。细究之，其说竟出自专门女科，惟其出自专门女科，故人更易听信。见有用参以救产妇者，必群力阻之，坐视其死而后已，此真不能为之解也。彼谓产后服不得参者，俗见恐其补住污血，不得行耳。抑知气行则血行，气滞则血滞，然气之所以滞者，气虚故也，气之所以行者，气旺故也。故必用参以补气，气旺则气行而污血自行，必无补住不行之理。况产后虚证甚多，要紧处不专在行污，安可单为污血而置性命于不问乎？丹溪云：产后气血大虚，当以大补气血为主，一切杂证皆以末治。彼有杂证者，尚以补气血为主，若无杂证而一味是虚，岂反不当用补，而谓服不得参乎？又王肯堂《证治准绳》一书，其产后门中，首一方是独参汤，用参一两，产后眩晕者主之。奈何今人好死，医家既不知用参，病家又乐于不用参，一任产妇发寒发热，出汗作泻，神昏气乱，虚证百出，一息恹恹，犹必不肯用参，最喜专门女科，动加以产后惊风之名，于益母、泽兰通套药中，加以防风、柴胡、钩藤、僵蚕、秦艽、天麻、贝母、胆星之类，使产妇虚而益虚，虽欲不死不可得也。可悯尤可恨也！

十四、俗说吐血服不得参

此说刘、朱尝言之，普天遵信之。一见血证，便云是火。固不可谓此证必无火，然不可谓此证必皆是火。如担夫出力之人，或纵酒受热之辈，初起自当稍稍清之，稍久血去多，便已成虚，而不得复谓之火矣。若富室娇儿、深闺弱质，未有不由于虚者，不待吐血后血枯气竭，然后成虚。在未吐血之先，原因虚而后吐，盖气耗则血出，气固则血止，血必从肺窍出。肺主气，肺气虚不能摄血，血乃走漏，冲口而出，且气虚不能吹嘘入经络，血亦渗泄聚于脾、升于肺，咳咯而出。故不独失血之后，当补气生血以复其固有，在血未止之时，急宜重剂人参以固其气，气固则血自固，所谓血脱者必益气，又所谓"有形之血不能骤生，无形之气所宜急固"也，此古人正治之法也。今人治此证，必曰有火，吾见其日用花粉、黑参之类以凉之，而血不止也；又曰是肺火，吾见其日用麦冬、贝母之类以润之，而血不止也；又曰是阴火，吾见其日用龟板、鳖甲、知母、黄柏之类以滋之，而血不止也；又曰气逆上行，吾见日用旋覆花、桑皮、郁金、苏子之类以降之，而血不止也；又曰宜去污生新，吾见其日用丹参、藕汁及童便之类以荡涤之，而血不止也；又曰宜保肺清金，吾见其日用百合、薏苡、紫菀、枇杷叶之类以保之清之，而血不止也；更有谓宜急于止血者，动以茜根、大小蓟之类以止之，而血愈不止也；且有用犀角、黄连大寒以冰伏之，而元气愈亏，血愈不止也。何也？总未得补气固血之法也。故人谓吐血不可用参，余谓吐血必须用参；人谓要用参，须待血止，余谓不用参，血必不止，直待血吐尽而后自止，夫待吐尽而后议补用参，晚矣！血已竭而难生，气已空而难复，遂令咳嗽、吐痰、发热、气喘，而损证成矣，无可救矣！此不用参之害也。故余谓参不可不用，而尤不可不早用。余实本于古先圣贤之良法，而非故与今人相反，创为不经之说，以误人命，以造己孽也。余若妄言，鬼神鉴之。

十五、俗说某医用药稳妥，某病服药相安

此"稳妥、相安"四字，岂非上好字面？无如今之所谓"稳妥"者，非真稳妥也，俗见喜其稳妥，必将有大不稳妥者在也。今之所谓"相安"者，非真相安也，俗见幸其相安，必将有大不相安者在也。盖用药以中病为贵，服药以得效为凭。若不必求其中病而但曰稳妥，则不如用饮汤之为更稳妥也；不必期其得效而但曰相安，则不如饮白水之为更相安也。其真稳妥

者，在于轻重得宜，补泻恰当，见之似可畏，服之必奏功，与病状似相反而于病情实相合，无一毫错误，无一味不切当。如《内经》所云：无盛盛，无虚虚，而遗人夭殃；无致邪，无失正，而绝人寿命。此则真稳妥也。若真相安者，重病服之顿减，轻病服之立除。"安"之云者，病却而复于安康无事之谓也。如《内经》所云：可使破积，可使溃坚，可使气和，可使必已。此则真相安也。今则不然，但见药性不寒不热、不温不燥，其味则至浮至淡，其数则至少至微，举方不令人惊，误服亦无大害，此今之所谓"稳妥"也。吾恐不痒不疼，养瘿为患，虽不伤人于目前，必贻祸患于异日。人方喜其稳妥，孰知其大不稳妥者，即由之而伏也。又若病人服药，不增不减，无是无非，到口无臭味之可憎，入腹无功过之可指，情形如故，瞑眩俱无，此今之所谓"相安"也。吾恐因循日久，邪气不退则日进，正气不长则日消。人方幸其相安，孰知其大不相安者即随之而至也。故今人问某医何如？则曰：也还稳妥。问病人服药何如？则曰：也还相安，盖犹云也还无害耳。此今人治病用药，只求无害足矣，不必求有功也。然既不能有功矣，宁得复谓之无害哉？此无害之害，不令人知而人亦卒不知也。

十六、俗说用补药要关住贼邪在内

此一语最易动人，最易害人，如新伤食滞、伤寒阳证、传经热邪、时令邪疟、结热下痢、头痛发热、表邪方炽，如此等证自无用补之理，亦必无妄补之人，何待有关住贼邪之议。彼所议者，不在此种实邪之证，而在阴盛阳衰，正虚邪凑，断当用补，断当急补，而不可游移延缓者也。如伤寒阴证、阴寒下痢，及寒疟、三阴疟、夹阴痢疾、脾虚成臌、脏寒胀满、吐泻欲脱等证，俱宜以温补为主。正气旺，邪气自除，阳气回，阴邪自退，皆当急补，惟恐补之不早，稍一迟延，邪炽正衰，阴凝阳灭，命即危殆。乃亦以关住贼邪为词，戒勿用补，眩惑病人，使坚信拒补，以致倾命。如此俗说，真是贼邪，如前种种俗说，俱是贼邪，愿医家同以慧剑斩之。

按："庸俗之谈，最有害于正道，凡事类然，惟医尤甚。夫医之为道，动关死生，尤不可狃于习俗而不为之正其失，辨其非也。""悯时医之愦愦，而病人之多为所误也。"故对16种常见之流俗时弊和错误倾向，予以批驳。通篇破字当头，破中有立，观点鲜明，语言犀利，颇多警世之义。约略说来，可以归纳为下列五类：

一、破除"万病皆生于火"之说，包括"俗说我是火体，毫不可用补"等条文。

二、破除"附子有毒不可用"之说，包括"夏月忌用桂、附辛热等药""桂、附灼阴不可用"等项，彰显其擅用附子之风格。

三、破除虚不可补之说，包括"病虽虚却补不得""后生家不虚，不可补""清补兼施""用补药要关住贼邪在内""痛无补法"等条款。

四、破除对人参的误解，包括"人有生来服不得参者""产后服不得参""吐血服不得参"等项。

五、破除用药崇尚清轻的习俗，包括"用药宜轻浮，便于解手""用药稳妥，某病服药相安""治重病，先须用药探之，方为小胆细心"等条款。

这些是其学术思想中的重要组成部分，具有很高的临床价值，值得玩味。

第四节 医论选萃^[1]

欲精医术，先端心术

欲精医术，先端心术。心术端则心存不忍，不忍自不贪，不贪自不吝。

救时者，倘以贵阴贱阳为政教，必国非其国；治病者，倘以贵阴贱阳为药石，必治乖其治矣。（《宝命真诠》）

医之为道

医之为道，通天地，明阴阳，变化无穷，神妙莫测。体上天好生之德，同君相造命之功，其为道至大而其理尤至微也。（《宝命真诠》）

医者，依也

医者，依也。依人性情也，依人寒热也，依人虚实也，依人土宜也。医之为道，全在依人，最忌执己见也。（《宝命真诠》）

正补无效，当补其母

正补无效，当补其母。火为土之母，补下元真火，能运行三焦，熟腐五谷，而胀满自除，且使参术塞药皆能运行，不留

---

[1] 编者按：本节标题为编者所加。

滞于中焦。(《宝命真诠》)

清轻害人

盖人之为病，必有虚实寒热之不同，亦必有轻重缓急之各别，而医人之治病，则必有补泻温清之异用，亦必有和平峻猛之殊施。审病用药，用药应病，斯能起积久之沉疴，救急猝之危命。至于轻浅之恙，又不足言矣。若所谓好死恶生者则不然，凡病人来前，不审其病之为虚为实、为寒为热也，但曰有火宜清；亦勿究其病之为轻为重、为缓为急也，概曰用药宜轻，且自负此轻清之法得之家传，得之秘授。

夫病之变幻无常，医之经权难泥。如同一病也而彼此异治，同一病且同一人也而前后亦异治。况病状多端，人类不一，安可执此轻清数味，遍治千百之人之病乎？而无如病人之所喜正在此，医之深中乎病人之心者亦正在此。一切风寒燥湿及表里虚实，种种病情，病人何知？惟"火"之一字，最熟于胸中，最滑于口角。故见以为清火也，遂信服而不疑。见药性至轻而分数又至微也，遂多服而不畏。在病之可不药而自愈者，服之亦无害。若病之必藉药力挽回者，服之无有不由轻致重，由重致死者也。

不过效时趋通套治病之法，只用和平轻飘之药数味，不补不泻，不燥不寒，无论虚实寒热，轻重缓急，处处可投，人人可服，多服不见功，即误用亦无损。因自命为王道，服之者亦无所疑畏，犹且交口誉之曰：某方与某名医无异。既得美名，又邀厚实，岂不甚善？然而寒热不明，虚实不分，轻重不知，缓急不计，病有千般，药唯一例，势必使病微增剧，病剧致死。医中乡愿，造孽殊深，我辈心存利济，断断不忍为此。故遇一病，必以对证之药投之。其凶险危急者，必以重剂挽回之。必不肯模棱两端，含糊塞责。故余之方，俗不经见，见之必骇。及反复辩论，强之使服，必无不验。

千方一律，但用和平轻飘数味，无论寒热虚实，人人可服。服之不效，则久服；久服终不效，则归于数。不知和平轻飘之味，虽不杀人，然病实不能泻，病虚不能补，日久积深以至于危。犹之治国者，大寇不除，大荒不救，养成祸乱，忍视死亡，不杀之杀深于杀也。（《宝命真诠·脉法》）

认证施治

未或一日奉教于时道名家，故只知"认证施治"四字便是大医王，绝不知有趋时之道，绝不知有周旋之法，绝不知承顺病人之意，绝不知迎合旁人之情，绝不知避谤免谤、随波逐流，绝不知固宠图利、为己误人，而又不肯模糊疑似，将就塞责，不肯模棱两端，因人可否。惟期切中病情，如射者之审顾而发，发必中的。凡有自爱其生者，信而纳之，无不随手见功，虽死者不能使之生，而生者断不令之死。（《宝命真诠》）

寒热真假，脉舌为凭

以通身热，手尖冷，辨为阴证固矣，然阳证亦有手冷，且冷过腕者，何以辨之？又当辨之于舌色，辨之于脉。阴证之身热手冷者，脉必浮大而空，以通身之热是假热，内有真寒，故外发假热，热是假热，则脉亦现假象而反浮大，但按之甚空，此假不掩真，而知其为阴证也。若阳脉反沉者，以表邪去而里邪急也，热邪在里，故脉反沉。人皆谓阴证脉当沉，阳证何以脉亦沉？殊不知阴证不发热之脉则沉，沉而无力；阳证热在里之脉亦沉，沉而且数且有力也。阴证虽热，而舌色必白或灰黑或有滑润黑苔；阳证虽手尖冷，而舌苔必黄或焦紫有芒刺。盖手尖冷者，阳极似阴。其脉沉者，热极反伏也。（《宝命真诠》）

真虚寒者，偏有假火

一以人多治假病，而余独治真病故也。盖真虚寒者，偏有假火，人但见其为火而清之，清之不愈，又更一医，医又清之。必历数医，始转而就余，余直审其真者，而以甘温投之。人不问其投之果效，而第见大反其从前之寒凉，遂以为此好用温补也。一以人多治新病，而余多治久病故也。世俗耳食，趋名如鹜，一任清之、泻之、攻之、消之，苦不自知其害。日深月久，医穷力竭，真元耗尽，几无生理矣，始索救于余，若再不以甘温回其元气，病何由疗而人何由活乎？此用温补之所以较多于寒凉者，实诸君有以成之也。盖群好清降，若特留一温补地位，以待余救其后，此余不得不用，而非好用也。好则必不验矣，验则定非好矣。故俗见谓余为好用，而识者则谓余为知用，为当用，为能用，为善用也。世之吠声者固多，而知音者亦自不乏，此亦无庸置辩也。（《吴天士医话医案集·凡例》）

伤寒与中寒不同

伤寒为传经阳证，中寒为直中阴证，二者悬殊，无如世俗不能辨认，概名之为伤寒。是以一遇阴证，但曰伤寒，亦以治阳证之法治之。表散不愈，继以苦寒，殊不知阴证一服苦寒便不能救。

传经与直中不同，直中入三阴乃寒证，传经入三阴仍是热证。寒证当用桂、附以回阳，热证当用承气以存阴。阳不回固

死，阴液涸亦死。（中寒序）

医之为道，系人死生

人之品行文章，其美恶只在本人，与他人无与，吾置之不论不议可也。若医之为道，一言之得失，即系人之死生，岂亦可不论不议，以为全吾厚道乎？若不论不议，而竟听人之受误致死，又何厚道之有？故凡一言之得，吾师之；一言之失，自不得不谆谆乎辩之。辩之者，诚欲著轩岐之理以冀人之生，非欲表一己之长以形人之短也。孟子曰：杨墨之道不熄，孔子之道不著。（《吴天士医话医案集·凡例》）

无毒则不成药

凡攻病之药皆有毒，不独附子为然，所以《周礼》：冬至日，命采毒药以攻疾；《内经》有大毒治病、常毒治病、小毒治病之论……古先圣贤，皆不讳一"毒"字。盖无毒之品不能攻病，惟有毒性者，乃能有大功。

如兵，毒物也，然杀贼必须用之……用兵以杀贼，杀贼以安民，则不惟不见兵之毒，深受兵之利矣。故用药如用兵，第论用之当与不当，不必问药之毒与不毒。苟用之不当，则无毒亦转成大毒；果用之得当，即有毒亦化为无毒。（破俗十六条）

吾论理，不论名

吾论理，不论名。其言苟合于理，虽贩夫牧竖之言亦为格言；其说苟不合于理，虽行时名医之说亦为俗说。

余初治此病，竭智尽虑，乃能出独见于群流之上，奏奇效于转睫之间，诸友共见共知，深为僧幸，并为余称快。迨僧死，友人反不为僧惜，而以负余前功为惜。噫！余实生之，而人以名杀之。余于彼必死之时，挽之使生，忽遭一人于必生之中夺之致死，岂不重可惜哉？（虚阳外越例1）

凡治病须寻着病之真处

凡治病须细心寻着病之真处，不可为假病所哄。如此病唇燥舌干，面红目赤，浑身壮热，乱滚乱趺，狂躁不认得人，孰不谓是大热之证，而思用石膏竹叶以解之，三承气以下之乎？绝无人想到参附上去，讵知用如许参附，直服四十日，方得收功。所以庸流皆议余好用参附，即名流亦谓："吾服其胆。"抑知余非大胆也，第细心耳；非好参附也，好活人耳。（戴阳例12）

我所治者，脏腑也

我明告子，子所治者，皮毛也；我所治者，脏腑也。如脉洪大，身有热，面红唇紫裂，皆火也，皆皮毛也；脉虽洪大而按之无力，身虽有热而畏寒喜近衣，面虽红、唇虽紫且裂出血，而舌苔却灰黑滑润，则皆寒也，皆脏腑也。子治皮毛，故见热药而畏；我治脏腑，故热药多多益善。（戴阳例10）

病伤犹可疗，药伤最难医

世人之病，十有九虚。医师之药，百无一补。宁知投药稍差，实者即虚，虚者即死，是死于医药，非死于病也。古语为之戒曰：病伤犹可疗，药伤最难医。故夫其难其慎属诸司命，临症之顷，宜加战兢。若执成方，或矜家秘，惟知尽剂，不顾本元；惟知古法，不审时宜，皆不读书，不知灵变者也。

世皆自恃为知医矣。夫虚者补之，实者泻之，寒者温之，热者清之，其谁不知？若夫至实有羸形，误补益剧；至虚有盛候，反泻含冤。阴症似乎阳，清之必毙；阳症似乎阴，温之必危。是则有赖乎明者。

如积聚在中，实也，甚则嘿嘿不欲语，肢体不欲动，或眩晕昏花，或泄泻不实，此至实有羸形也，正如食而过饱，反倦怠嗜卧也。

脾胃损伤，虚也，甚则胀满而食不得入，气不得舒，便不得利，此至虚有盛候也，正如饥而过时，反不思食也。

脾胃虚寒，真阴证也。阴盛之极，往往格阳而且红赤，口舌裂破，手扬足掷，语言错妄，有似乎阳也，正如严冬惨肃而水泽复坚，坚为阳刚之象也。

邪热未解，真阳证也。阳盛之极，往往发厥，口鼻无气，有似乎阴也，正如盛夏炎灼而林木流津，津为阴柔之象也。诸凡疑似之症，不可仆数。大都症不足凭，当参之脉，脉又难审，当取诸沉候。盖假症之发现，皆在表也，故浮取脉，而脉亦假焉。真症之隐伏，皆在里也，故沉候脉而脉可辨耳。脉辨已真，犹必察其禀之厚薄，症之久新，医之误否，夫然后济以汤丸，可以十全。使诸疑似之症，邻于死而复生之，何莫非仁人君子之惠泽耶。（《宝命真诠·先哲格言》）

用药之难，非顺用之难，逆用之难

用药之难，非顺用之难，逆用之难。今之医师，但知以寒治热，以热治寒，以通治塞，以塞治通而已。独不闻诸经曰：塞因塞用，通因通用，热因寒用，用热远热，用寒远寒，又何说乎？盖塞因塞用者，如脾虚作胀治以参术，脾得补而胀自消也；通因通用者，如伤寒夹热下利，或中有燥屎，用调胃承气下之乃安。滞下不休，用芍药汤通之而愈也；寒因热用者，药本寒也，而反佐之以热；热因寒用者，药本热也，而反佐之以寒，俾无拒格之意，所谓必先其所主，而伏其所因也。用热远热，用寒远寒者，如寒病宜投热药，热病宜投寒药，仅使中病而已，勿过用焉，过用则反为药伤矣。如前诸法，非通达者无足以语此。彼庸医俗子，心不存利济之思，目不阅岐轩之典规，尺寸之见以自肥，因而伤残于世，良可慨矣，亦可鄙矣。(《宝命真诠·先哲格言》)

用药察乎虚实

夫四时之气，春温、夏热、秋凉、冬寒而已。故凡药性之温者，于时为春，所以生万物者也；药性之热者，于时为夏，所以长万物者也；药性之凉者，于时为秋，所以肃万物者也；药性之寒者，于时为冬，所以杀万物者也。

夫元气不足者，须以甘温补之，如阳春一至，生气勃勃也。元气不足而至于过极者，所谓大虚必夹寒，须以热剂补之，如时际炎蒸，生气畅遂也；热气有余者，须以甘凉之剂清之，如秋凉一至，溽燠如失也。邪热盛满而至于过极者，所谓高者抑之，须以苦寒之剂泻之，如时值隆冬，阳气潜藏也。

凡元气虚者，如秋冬肃杀之时也。虚则不免于热，医者但见有热，便以寒凉之剂投之，是病方肃杀而医复肃杀之矣，其能久乎？此无他，未察乎虚实之故耳。丹溪有云：实火可泻，芩连之属；虚火可补，参芪之属。但见为火而不分虚实，投治一差，何异于人井之人而复下之石乎？丹溪主于滋阴者，而犹以参芪补虚火，人亦可以无疑矣。(《宝命真诠·先哲格言》)

喜用寒凉者，其故有二

今天下喜用寒凉者，其故有二：一则守丹溪阳常有余之说，河间有热无寒之论；一则以寒凉之剂，即有差误人多未觉，如阴柔小人在朝廷之上，国祚已移，犹善弥缝；温热之剂稍有不当其弊易见，如阳明君子苟有过，人皆见之。致近代有激之言曰，吾为俗医计，与其用寒凉而误彼此不知，杀人必多，不如用温热而误，彼此共见，尚可改图。斯言虽近于谩骂，实则照妖之明鉴也。（《宝命真诠·先哲格言》）

阳主生，阴主死

《仙经》云：阴气一分不尽则不仙，阳气一分不尽则不死。是阳主生，阴主死也。易卦皆以阳喻君子，阴喻小人。又曰：大哉乾元，万物资始，言阳为发育之首也。又曰：履霜坚冰至，言阴长宜忧也。自古圣人莫不喜阳而恶阴，今天下用药反是，是欲以秋冬为生长时，春夏为肃杀之候乎？亦弗思而已。王应震曰：见痰休治痰，见血休治血，无汗不发汗，有热莫攻热，喘生无耗气，精遗勿涩泄，明得个中趣，方是医中杰，此真知本之言也。（《宝命真诠·先哲格言》）

不善学者之过

不善学者，师仲景而过则偏于峻重，师守真而过则偏于苦寒，师东垣而过则偏于升补，师丹溪而过则偏于清降。至有谓丹溪四家之后，集诸氏之大成，独师其说为极至，不知丹溪但补东垣之未备，非全书也。此非丹溪之过，不善学者误丹溪也。（《宝命真诠·先哲格言》）

高年人惟恐无火

事亲养老诸方，皆以温补下元为务。诚有见老少不同治，少年人惟恐有火，高年人惟恐无火。无火则运化艰而易衰，有火则精神健而难老。是火者，老人性命之根，未可以水轻折也。昔贤治喉干，谓八味丸为圣药，譬之釜底加薪，则釜中津气上腾，理固然也。可见下虚者，不但真阴虚，究竟真阳亦虚，何也？阳气以潜藏为贵，潜则弗亢，藏则可久，易道也。盏中加油则灯愈明，炉中覆灰则火不熄。惟孤阳上浮而为热，若一并收归于下，则鼻中之浊涕不作，口中之清液常生，虽日进桂附不觉其为热也。（《宝命真诠·先哲格言》）

主要参考文献

［1］郑钦安.医理真传.北京：中国中医药出版社，1993.

［2］郑钦安.医法圆通.北京：中国中医药出版社，1993.

［3］唐步祺.郑钦安医书阐释.成都：巴蜀书社，1996.

［4］吴楚.吴氏医验录全集.北京：中国中医药出版社，2001.

［5］吴楚.吴天士医话医案集.沈阳：辽宁科技出版社，2012.

［6］吴楚.宝命真诠.北京：中国中医药出版社，2015.

［7］张存悌.火神郑钦安.北京：中国中医药出版社，2014.

［8］张存悌.火神派温阳十法.沈阳：辽宁科技出版社，2020.

［9］张存悌.中医火神派医案新选.第2版.沈阳：辽宁科技出版社，2020.

［10］张存悌.火神派示范案例点评.第2版.北京：中国中医药出版社，
2020.

［11］张存悌.经典火神派临床心悟.北京：中国中医药出版社，2021.

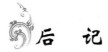

后 记

　　本书为我所撰《火神派著名医家系列丛书》的第四本，作为丛书总编，也算尽力了。回顾一下丛书的撰写过程，我想各用一个字来概括一下这四本书的特点，不知是否恰当。

　　郑钦安是"宗"，作为火神派的开山宗师，其四大理论纲领及处方三大特色，奠定了经典火神派的学术基础。吴佩衡是"真"，诸多传人中，佩衡公称得上郑钦安最忠实、最得真传的代表人物，可以说是郑钦安之后火神派第一人。他的方药韬略，与郑钦安相比不仅神似，亦且形似，带有明显的经典火神派风格。李可老先生是"猛"，用药"敢用霹雳手段"，他说"中医复兴，舍我其谁""菩萨心肠，英雄肝胆，霹雳手段"，显示的都是勇猛精神。那么本书主角吴天士之特点是什么呢？一个"儒"字比较恰当。他是儒医，积学多年，所发议论充满真知灼见，是其作为儒医的一抹独特亮色，当然这不能抹杀其扶阳风格。此外，可以说是我发掘出了这样一个扶阳医家，此前他的这种学术特色还鲜为人知。

　　本套丛书已出版六本，除上述四本外，还有《擅用乌附——曾辅民》《祝附子——祝味菊》两本。尚有一些值得研究撰写的人物，心目中有如下医家备选：四川范中林先生（范火神），唐步祺先生（唐火神），沪上刘民叔先生（刘附子），重庆补晓岚先生（补火神），香港谭述渠先生（谭附子），云南戴丽三先生，河南周连三先生和李统华教授……同道中有志于此者，不妨试试，把这几位医家的学术总结出来，作为丛书总主编，我会鼎力相助，为火神派群英谱再添新篇。

最后要感谢张钢钢编辑，多年合作已经出版了九本书。他的眼光和见识，促成本丛书的诞生，为火神派的建树与传承做出卓越贡献。

张存悌

2021 年 4 月